Suha Talal Abd

Efeito das nanopartículas de óxido de zinco em alguns componentes da saliva

Suha Talal Abd

Efeito das nanopartículas de óxido de zinco em alguns componentes da saliva

ScienciaScripts

Imprint

Any brand names and product names mentioned in this book are subject to trademark, brand or patent protection and are trademarks or registered trademarks of their respective holders. The use of brand names, product names, common names, trade names, product descriptions etc. even without a particular marking in this work is in no way to be construed to mean that such names may be regarded as unrestricted in respect of trademark and brand protection legislation and could thus be used by anyone.

Cover image: www.ingimage.com

This book is a translation from the original published under ISBN 978-3-659-86509-1.

Publisher:
Sciencia Scripts
is a trademark of
Dodo Books Indian Ocean Ltd. and OmniScriptum S.R.L publishing group

120 High Road, East Finchley, London, N2 9ED, United Kingdom
Str. Armeneasca 28/1, office 1, Chisinau MD-2012, Republic of Moldova, Europe
Managing Directors: Ieva Konstantinova, Victoria Ursu
info@omniscriptum.com

Printed at: see last page
ISBN: 978-620-3-31760-2

Lista de conteúdos

Listas de abreviaturas

Symbols	Meaning
Ag NPs	Silver nanoparticles
Al_2O_3	Aluminum oxide
BHI	Brain Heart Infusion Broth
C.	*Candida*
CeO_2	Cerium (IV) oxide
CuO	Copper(II) oxide or cupric oxide
CTA	Cystine Trypticase Agar
d.f	Degree of freedom
D.W	De- ionized water
E. coli	*Escherichia coli*
EPS	Extracellular polysaccharides
Fe_2O_3	Iron oxide
FTFs	Fructosyltransferases
GCF	Gingival crevicular fluid
GBPs	Glucan binding proteins
GTFs	Glucosyltransferases
HS	Highly significant
IPS	Intracellular polysaccharides
IU	International Unit
KDa	Kilo Dalton
M	Mean
Max.	Maximum
MBC	minimum bacteriocidal concentration
Mg	Milligram
MgO	Magnesium oxide
MHA	Mueller Hinton Agar
Min.	Minimum
MIC	minimum inhibitory concentration
Ml	Milliliter
Mm	Millimeter

mM	millimolar
MS	Mutans streptococci
MSA	Mitis-Salivarius Agar
MSBA	Mitis-Salivarius Bacitracin Agar
MPO	myeloperoxidase
Nm	nanometer
NPs	nanoparticles
NS	Non significant
No.	Number
P	Probability level
PBS	Phosphate Buffer Saline
PMNLs	Polymorphonuclear leukocytes
pH	Potential for Hydrogen ion concentration
SPO	salivary peroxidases
S.mutans	*Streptococcus mutans*
Sig.	Significance
SD	Standard deviation
SDA	Sabouraud Dextrose Agar
SiO_2	Silicon dioxide
SPSS	Statistical package for social science
S. epidermidis	*Staphylococcus epidermidis*
S. pyogenes	*Streptococcus pyogenes*
SCN^-	thiocyanate ion
TEM	Transmission Electron Microscope
TiO_2	Titanium dioxide
TSP	Total Salivary Peroxidase
U/L	Unit per Liter
UV	Ultraviolet
UV-Vis spectra	*Ultraviolet–visible spectroscopy*
ZnO NPs	Zinc oxide nanoparticles

Capítulo I

Introdução

As nanopartículas têm muitos efeitos diferentes na saúde humana relativamente ao material a granel a partir do qual são produzidas (Albrecht *et al.*, 2006). O aumento da atividade biológica das nanopartículas pode ser benéfico, prejudicial ou ambos (Koziara *et al.*, 2003; Oberdorster *et al.*, 2004).

A nanotecnologia tem atraído a atenção mundial pelo facto de as nanopartículas (NPs) terem propriedades únicas em relação aos seus equivalentes a granel. As NPs de prata, óxido cúprico e óxido de zinco estão a ser utilizadas industrialmente para vários fins, incluindo alterações em têxteis, cosméticos, sprays, plásticos e tintas (Muller e Nowacak, 2008). Uma caraterística comum destas NPs é a sua atividade antimicrobiana (Baler *et al.*, 2008). A atividade antimicrobiana das NPs tem sido largamente estudada com bactérias patogénicas humanas, principalmente *Escherichia coli* e *Staphylococcus aureus* (Jones *et al.*, 2008). As consideráveis actividades antimicrobianas das nanopartículas de óxidos metálicos inorgânicos, como o óxido de zinco, o óxido de magnésio, o óxido de titânio e o óxido de silício, e a sua toxicidade selectiva para os sistemas biológicos sugerem a sua potencial aplicação como terapêutica, diagnóstico, dispositivos cirúrgicos e agentes antimicrobianos baseados na nanomedicina (Mohsen e Zahra, 2008). As vantagens da utilização destas nanopartículas de óxidos inorgânicos como agentes antimicrobianos são a sua maior eficácia em estirpes resistentes de agentes patogénicos microbianos, a sua menor toxicidade e a sua resistência ao calor (Zakaria *et al.*, 2010).

O óxido de zinco tem recebido uma atenção considerável devido às suas propriedades ópticas, piezoeléctricas e magnéticas únicas (Marcus e Paul, 2007). Foi relatado que as NPs de ZnO têm um perfil de segurança extremamente bom e não se observou qualquer toxicidade quando tomadas em diferentes tamanhos nanométricos das partículas de zinco (Jiang *et al.*, 2009).

A cárie dentária é uma das doenças infecciosas mais comuns na cavidade oral humana (Damle, 2009). Continua a ser um dos principais problemas de saúde oral que afecta crianças, adolescentes, adultos e idosos (Chun-Hung *et al.*, 2012).

Embora tenha sido aceite durante décadas que o *S. mutans* é o agente etiológico da cárie dentária, provas recentes indicam uma elevada prevalência de *S. mutans* em bioflmes dentários onde reside o agente patogénico fúngico *Candida albicans*, sugerindo que a interação entre estas diversas espécies pode mediar o desenvolvimento cariogénico. As infecções fúngicas graves contribuíram significativamente para o aumento da morbilidade e da mortalidade de doentes imunocomprometidos que necessitam de tratamento intensivo, incluindo terapia antibiótica de largo espetro (Pfaller e

Diekema, 2007).

As doenças infecciosas emergentes e o desenvolvimento de resistência aos medicamentos nas bactérias e fungos patogénicos a um ritmo alarmante são motivo de grande preocupação. Apesar do maior conhecimento da patogénese microbiana e da aplicação de terapêuticas modernas, a morbilidade e a mortalidade associadas às infecções microbianas continuam a ser elevadas (Kolar *et al.*, 2001). Por conseguinte, é urgente descobrir novas estratégias e identificar novos agentes antimicrobianos a partir de substâncias naturais e inorgânicas, a fim de desenvolver a próxima geração de medicamentos ou agentes para controlar as infecções microbianas. As nanopartículas têm grandes áreas de superfície específicas para uma ligação adequada às proteínas e interações biológicas e, na maioria dos estudos, verificou-se uma relação inversa entre as cáries e as quantidades de componentes antimicrobianos na saliva (Gadek e Nicholas, 2003).

Capítulo II

2. Nanotecnologia

2.1 Definição de Nanotecnologia

A nanotecnologia refere-se à tecnologia emergente que envolve o fabrico ou a aplicação de estruturas ou materiais nanométricos (Maynard *et al.*, 2006). O termo "nanotecnologia" foi cunhado por Kerie E. Drexler, um professor e investigador de nanotecnologia. "Nano" deriva da palavra grega para "anão". A nanotecnologia é a ciência da manipulação da matéria medida no nanómetro, aproximadamente o tamanho de 2 ou 3 átomos (Kaehler, 1994). O domínio da nanotecnologia é uma das áreas de investigação mais activas da moderna ciência dos materiais. As nanopartículas apresentam propriedades completamente novas ou melhoradas com base em caraterísticas específicas como o tamanho, a distribuição e a morfologia. Estão a surgir rapidamente novas aplicações de nanopartículas e nanomateriais. As partículas nanocristalinas têm encontrado enormes aplicações no domínio da deteção e do diagnóstico bimolecular de alta sensibilidade, dos agentes antimicrobianos e terapêuticos, da catálise e da microeletrónica (Jain *et al.*, 2009).

A bionanotecnologia é a integração entre a biotecnologia e a nanotecnologia para desenvolver uma tecnologia biossintética e amiga do ambiente para a síntese de nanomateriais (Sobha e Meena, 2010).

2.2 História do desenvolvimento da nanotecnologia

A história dos nanomateriais é bastante longa; no entanto, os principais desenvolvimentos no domínio da nanociência tiveram lugar nas últimas duas décadas. A ideia de nanotecnologia foi introduzida pela primeira vez em 1959, quando Richard Feynman, um físico do Caltech, deu uma palestra intitulada "There's Plenty of Rooms at the Bottom". Em 1970, Norio Taniguchi definiu pela primeira vez o termo nanotecnologia. Segundo ele, "a nanotecnologia consiste principalmente no processamento, separação, deformação e consolidação de materiais por um átomo ou por uma molécula". Em 1980, outro tecnólogo, Kim Eric Drexler, promoveu o significado tecnológico à escala nanométrica. O aspeto mais importante da nano dimensão é o facto de as propriedades das partículas serem muito diferentes das propriedades da escala de massa (Phoenix, 2008).

Embora a nanotecnologia seja um desenvolvimento relativamente recente na investigação científica, o desenvolvimento dos seus conceitos centrais ocorreu durante um período de tempo mais longo, começando com a publicação em 1986 do livro "Engines of Creation". No início da década de 2000, este domínio foi objeto de uma crescente sensibilização do público e de controvérsia, com debates proeminentes sobre as suas potenciais implicações e a viabilidade das aplicações previstas pelos defensores da nanotecnologia molecular (Patil *et al.*, 2008). A procura crescente de miniaturização da tecnologia resultou numa explosão da investigação em nanotecnologia e de produtos que contêm nanomateriais (Sozer e Kokini, 2009).

2.3 Nanopartículas

As nanopartículas são geralmente definidas como partículas com o tamanho de pelo menos uma dimensão que varia entre 1 e 100 nm, que servem de ponte entre materiais a granel e átomos/moléculas (Nel *et al.*, 2006).

Maynard *et al.*, (2006) mostraram que os três principais níveis de exploração de materiais, dispositivos e sistemas nanomateriais estão em contínuo e mais avançado desenvolvimento, o que traz as suas aplicações em várias indústrias. Muitos destes nanomateriais são frequentemente armazenados sob a forma de pó. No entanto, podem agregar-se rapidamente, especialmente quando são ressuspensos em água. A agregação das partículas pode afetar grandemente as propriedades dos nanomateriais e as suas potenciais aplicações (Stoimenov *et al.*, 2002).

2.3.1 Propriedades gerais das nanopartículas

A. Área de superfície:-

As nanopartículas são de grande interesse científico, uma vez que constituem efetivamente uma ponte entre os materiais a granel e as estruturas atómicas ou moleculares. Um material a granel deve ter propriedades físicas constantes independentemente do seu tamanho, mas à escala nanométrica observam-se frequentemente propriedades dependentes do tamanho. Assim, as propriedades dos materiais alteram-se à medida que a sua dimensão se aproxima da escala nanométrica e que a percentagem de átomos à superfície de um material se torna significativa. Para materiais a granel maiores do que um micrómetro ou um mícron, a percentagem de átomos à superfície não é significativa em relação ao número de átomos na massa do material. As propriedades interessantes e, por vezes, inesperadas das nanopartículas são, por conseguinte, em grande parte diferentes devido à grande área de superfície do material, que domina as contribuições feitas pela pequena massa dos materiais (Thaxton *et al.*, 2009).

B. Efeitos quânticos

As nanopartículas possuem frequentemente propriedades ópticas inesperadas, uma vez que são suficientemente pequenas para confinar os seus electrões e produzir efeitos quânticos. Por exemplo, as nanopartículas de ouro aparecem numa solução de vermelho profundo a preto. As nanopartículas de ouro normalmente amarelo e de silício cinzento são vermelhas. As nanopartículas de ouro fundem a temperaturas muito mais baixas (~300 °C para tamanhos de 2,5 nm) do que as placas de ouro (1064 °C); e a absorção da radiação solar em células fotovoltaicas é muito mais elevada em materiais compostos por nanopartículas do que em películas finas de folhas contínuas de materiais.

Quanto mais pequenas forem as partículas, maior será a absorção solar (Gubin, 2009).

C.   A formação da rede tridimensional

As propriedades melhoradas descobertas ao adicionar nanopartículas a uma matriz polimérica podem ser atribuídas à maior energia de superfície e à reatividade química das partículas, permitindo-lhes interagir com a matriz e formar uma rede tridimensional dentro da espinha dorsal do polímero (Watson *et al.*, 2004).

2.3.2 Aplicações gerais das nanopartículas

Nas últimas décadas, as nanopartículas têm sido aplicadas em muitas áreas, devido às suas propriedades físico-químicas, electromagnéticas, ópticas e químicas catalíticas dependentes do tamanho (Gun'ko *et al.*, 2009; Sreeja *et al.*, 2009; Zhang *et al.*, 2009; Khlebtsov *et al.*, 2010) (Figura 2-1).

As nanopartículas de prata (Ag NPs) são atualmente as mais utilizadas, sendo incorporadas pelas suas propriedades antimicrobianas em vestuário, almofadas, recipientes de armazenamento de alimentos e até brinquedos para crianças (Schrand *et al.*, 2010). As NPs de óxidos metálicos incluem materiais como TiO_2, CeO_2, Al_2O_3, Fe_2O_3 e ZnO, que já se encontram em muitos produtos. Os nanomateriais TiO_2 e ZnO são utilizados em produtos de aplicação tópica, como protectores solares e cosméticos, tal como as NPs de ouro puro. Estes nanomateriais foram incorporados em produtos de consumo com base no pressuposto de que não seriam tóxicos, tal como os seus homólogos a granel, mas os estudos efectuados revelaram que tal não é necessariamente verdade (Reddy *et al.*, 2007; Jiang *et al.*, 2009).

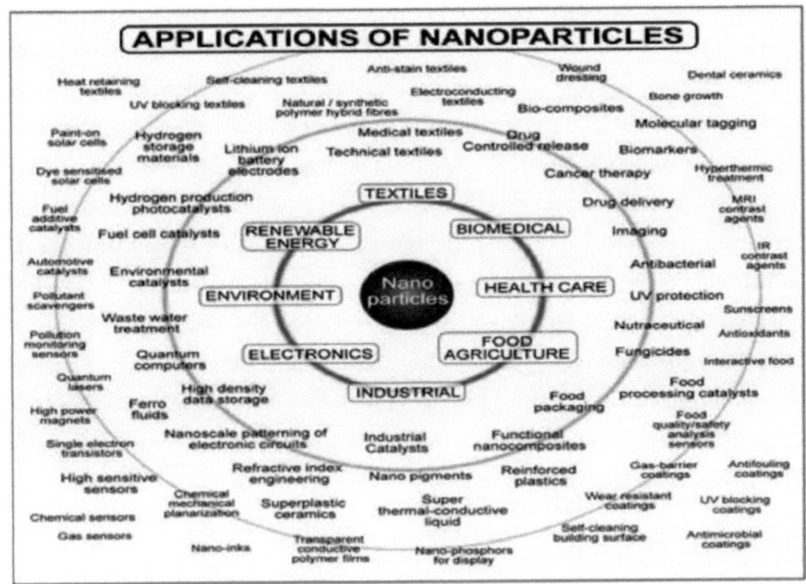

Figura (2 - 1): Aplicações das nanopartículas (Tsuzuki, 2009).

2.3.2.1 Aplicação da nanotecnologia nas ciências médicas

A. Administração de medicamentos: Uma aplicação da nanotecnologia na medicina que está atualmente a ser desenvolvida envolve a utilização de nanopartículas para administrar medicamentos, calor, luz ou outras substâncias a tipos específicos de células (como as células cancerígenas). As partículas são concebidas de forma a serem atraídas pelas células doentes, o que permite o tratamento direto dessas células. Esta técnica reduz os danos causados às células saudáveis do corpo e permite a deteção precoce de doenças (Yih *et al.*, 2006)................................

B. Técnicas de terapia: Foi referido que, para capturar os radicais livres gerados durante uma reação alérgica e bloquear a inflamação que resulta de uma reação alérgica, podem ser utilizadas nano-conchas para concentrar o calor da luz infravermelha para destruir as células cancerígenas com danos mínimos para as células saudáveis circundantes. A Nano spectra biosciences desenvolveu um tratamento deste tipo utilizando nano-conchas iluminadas por um laser de infravermelhos que foi aprovado para um ensaio-piloto em doentes humanos. As nanopartículas, quando activadas por raios X, geram electrões que provocam a destruição das células cancerosas a que se ligaram. O objetivo é que sejam utilizadas no lugar da radioterapia, com muito menos danos para os tecidos saudáveis. As nanopartículas de aluminossilicato podem reduzir mais rapidamente a hemorragia em doentes com traumatismos, ao absorverem água, fazendo com que o sangue numa ferida coagule rapidamente. As nanofibras podem estimular a produção de cartilagem em articulações danificadas (Alnamel, 2013).

C. Técnicas de diagnóstico e de imagiologia: A par da investigação sobre a administração de medicamentos, foram efectuados outros estudos para desenvolver novos marcadores para aplicações de diagnóstico. Com base nos avanços da imagiologia molecular, as nanopartículas podem ser utilizadas para visualizar, caraterizar e medir processos biológicos a nível molecular e celular. A imagiologia molecular tira partido das técnicas tradicionais de diagnóstico por imagem e introduz sondas de imagiologia molecular para medir a expressão de marcadores moleculares indicativos em diferentes fases das doenças (Hong *et al.*, 2009). Os nanotubos de carbono e as nanopartículas de ouro estão a ser utilizados num sensor que detecta proteínas indicativas de cancro oral. Os testes demonstraram que este sensor é preciso na deteção do cancro oral e fornece resultados em menos de uma hora. As nano hastes de prata num sistema de diagnóstico estão a ser utilizadas para separar vírus, bactérias e outros componentes microscópicos de amostras de sangue, permitindo sinais mais claros de espetroscopia Raman dos componentes. Foi demonstrado que este método permite a identificação de vírus e bactérias em menos de uma hora (Patil *et al.,* 2008).

2.3.2.2 Aplicação da nanotecnologia na medicina dentária

A. Engenharia de tecidos e medicina dentária

As aplicações potenciais da engenharia de tecidos e da investigação em células estaminais em medicina dentária incluem o tratamento de fracturas orofaciais, o aumento ósseo, a regeneração da cartilagem da articulação temporomandibular, a reparação pulpar, a regeneração do ligamento periodontal e a osteointegração de implantes (Stephen, 2005). A principal razão para preferir as nanopartículas é o facto de a gama de dimensões destas estruturas ser a mesma que a dos componentes celulares e moleculares (Ashammakhi *et al.*, 2007). Os materiais de substituição óssea desenvolvidos através da nanotecnologia estão disponíveis comercialmente (Saravana e Vijayalakshmi, 2006).

B. Tecnologia de bio-nano-superfícies e implantes dentários

Muitos estudos *in vitro* demonstraram que a nanotopografia da superfície do implante afecta consideravelmente as células osteogénicas e que a morfologia da superfície à escala nanométrica melhora a adesão dos osteoblastos (Park *et al.*, 2009). A proliferação de osteoblastos foi induzida através da criação de partículas de tamanho nanométrico na superfície do implante (Tete *et al.*, 2008). A rugosidade da superfície do implante ao nível da nanoescala é importante para a resposta celular que ocorre no tecido (Braceras *et al.*, 2009).

C. Nanorrobôs dentários

Embora não se preveja que os robôs médicos venham a ter um efeito na medicina dentária num futuro próximo, não é demasiado cedo para considerar os seus potenciais efeitos (Schleyer, 2000). Os nanorrobôs dentários são capazes de se deslocar através dos dentes e dos tecidos circundantes, utilizando mecanismos de movimento específicos. Os nanocomputadores que foram previamente programados através de sinais acústicos utilizados para a ultrassonografia podem controlar as funções nanorobóticas (Freitas, 2000).

D. Nanocompósitos

O mais recente avanço nas resinas compostas é a implementação da tecnologia de nanopartículas em materiais de restauração (Papadogiannis *et al.*, 2008). A tecnologia de nanopartículas permitiu a produção de compósitos de nanoenchimento, reunindo as caraterísticas estéticas dos compósitos de microenchimento e as caraterísticas mecânicas dos compósitos híbridos (Davis, 2003). Estudos *in vitro* demonstraram que estes compósitos apresentavam caraterísticas físicas, mecânicas e estéticas vantajosas. Considerando estas caraterísticas, o nanocompósito pode ser um exemplo concreto de um compósito ideal (Jung *et al.*, 2007).

E. Dentes artificiais em nanocompósitos

Foram também produzidos dentes artificiais feitos de nanocompósitos. Nestes dentes artificiais, as cargas inorgânicas em nano-dimensões são difundidas de forma homogénea sem qualquer acumulação na matriz. Os testes demonstraram que os dentes artificiais de nanocompósito são mais duráveis do que os dentes de acrílico e os dentes de compósito de microenchimento e têm uma maior resistência à abrasão (Suzuki, 2004).

F. Tecidos dentários e nanoestruturas

Embora o esmalte, o cimento e o osso sejam formados pela acumulação organizada de cristais de apatite com dióxido de carbono, o tecido do esmalte tem caraterísticas distintas porque não contém colagénio e a remodelação não é possível. Durante a biomineralização do esmalte, a auto-montagem espontânea da proteína amelogenina em nanoesferas desempenha um papel importante no controlo do crescimento dos cristais de apatite com dióxido de carbono. Este processo pode ser implementado para a formação de outros tecidos mineralizados, como o osso e o cimento, nos quais as nanoestruturas foram utilizadas de forma semelhante (Kong *et al.*, 2006).

G. Nanomateriais para administração de medicamentos periodontais

Os investigadores têm tentado criar um sistema de administração de fármacos eficaz e satisfatório para o tratamento das doenças periodontais. O melhor exemplo da utilização futura desta tecnologia é um procedimento denominado Arestin, no qual microesferas contendo tetraciclina são colocadas nas bolsas periodontais e a tetraciclina é administrada localmente (Kong *et al.*, 2006).

H. Nanotecnologia para a prevenção da cárie dentária

A utilização de uma pasta de dentes contendo carbonato de cálcio nanométrico permitiu a remineralização de lesões precoces do esmalte (Nakashima *et al.*, 2009). Além disso, um estudo de Hernàndez-Sierra *et* al (2008) relatou os efeitos bacteriostáticos das nanopartículas de prata, óxido de zinco e ouro sobre o *Streptococcus mutans* em comparação com as outras nanopartículas.

I. Imagiologia dentária digital

Esperam-se também avanços nas técnicas de imagiologia dentária digital com a nanotecnologia. Nas radiografias digitais obtidas com cintiladores de nanofósforo, a dose de radiação é reduzida e obtêm-se imagens de alta qualidade (Mupparapu, 2006). J. Aplicações da nanotecnologia na cirurgia oral e maxilofacial

A manipulação selectiva das células e a cirurgia realizada com ferramentas dimensionadas a nível molecular trarão grandes benefícios, particularmente na cirurgia de tecidos tumorais (Troulis *et al.*, 2005)

2.3.3 Métodos de síntese de nanopartículas

Dentre os vários métodos de síntese química destacam-se o método sol-gel (Silva, 2001), pirólise por spray (Abrarov *et al.*, 2004), reação de combustão líquida (Sousa, *et al.*, 1999), síntese hidrotérmica (Wang e Gao, 2004), secagem por spray (Machado *et al.*, 2002) e o método Pechini (Lima *et al.*, 2002), destacando-se o método de reação de combustão. A Tabela (2-1) mostra alguns métodos para síntese de nanopartículas, dentre esses métodos está o método sol-gel que produz pós nanométricos utilizados inicialmente para produzir NPs de ZnO (Vaezi *et al.*, 2007).

Tabela (2-1): Métodos gerais de síntese de materiais nanoestruturados (Anees *et al.*, 2010).

Métodos de processamento de nanoestruturas			
	Métodos de deposição física de vapor	Métodos de deposição de vapor químico	Química baseada em soluções Métodos
1	Pulso laser deposição	Químico térmico e de baixa pressão Deposição de vapor	Método sonoquímico
2	Evaporação térmica	Com plasma Deposição química de vapor	Técnica sol-gel
3	Sputtering por magnetrão Rf	Metal-Organic Chemical Vapor Deposition	Processo de microemulsão
4	Pirólise de chama	Epitaxia por feixe molecular	Hidrotermal/so l vete rmal

			Métodos
5	Ablação por laser	Camada atómica Deposição	Processo de precipitação com fluido supercrítico
6	Técnicas de liga mecânica		Homogéneo/heterogéneo Precipitação
7			Deposição eletroquímica Processo

2.3.3.1 Método Sol Gel

O processo sol-gel é uma técnica química húmida (também conhecida como deposição de soluções químicas) amplamente utilizada recentemente nos domínios da ciência dos materiais e da engenharia cerâmica.   Estes métodos são utilizados principalmente para

o fabrico de materiais (normalmente um óxido metálico) a partir de uma solução química (*sol*, abreviatura de solução), que actua como precursor de uma rede integrada (ou *gel)* de partículas discretas ou de polímeros em rede (Brinker e Scherer 1990).

Os precursores típicos são os alcóxidos metálicos e os cloretos metálicos, que sofrem reacções de hidrólise e policondensação para formar um "sólido elástico" em rede ou uma suspensão coloidal (ou dispersão) - um sistema composto por partículas discretas (frequentemente amorfas) sub-micrométricas dispersas em vários graus num fluido hospedeiro (Hench e West, 1990).

Na preparação de nanopartículas, o método sol-gel é o método mais adequado devido às seguintes razões. Em primeiro lugar, o método sol-gel pode permitir a produção de materiais altamente homogéneos (a nível molecular). Em segundo lugar, é possível produzir produtos de elevada pureza. O método sol-gel também permite preparar matrizes de suporte de óxido dopadas com partículas metálicas que podem ter distribuições de tamanho de partículas estreitas (Mitrikas *et al.*, 2001).

De acordo com outros estudos que mostraram a razão por detrás da escolha deste método para fabricar as nanopartículas é o facto de ser o mais barato de todos os restantes métodos e de não causar poluição. O aspeto positivo deste método é o facto de ser um processo relativamente simples e não necessitar de ser tratado a altas temperaturas de crescimento (Ansari *et al.*, 2009).

2.4 Nanopartículas de óxido de zinco

As nanopartículas de óxido de zinco (NPs de ZnO) são um pó branco inorgânico insolúvel em água (Takahashi *et al.*, 2007). O pó de óxido de zinco é amplamente utilizado como aditivo em numerosos materiais e produtos, incluindo plásticos, cerâmica, vidro, cimento, borracha (por exemplo, pneus de automóveis), lubrificantes, tintas, pomadas, adesivos, vedantes, pigmentos, baterias, ferrites e retardadores de fogo, etc. (Hernandez-Sierra *et al.*, 2008). O ZnO está presente na crosta terrestre como um mineral zincite; no entanto, a maior parte do ZnO utilizado comercialmente é produzido sinteticamente. O ZnO não é tóxico e é compatível com a pele humana, o que o torna um aditivo adequado para têxteis e superfícies que entram em contacto com o corpo humano (Sobha *et al.*, 2010).

O aumento da área de superfície das NPs de ZnO, em comparação com o volume, tem o potencial de melhorar a eficiência da função do material. A figura (2-2) mostra uma imagem de microscopia eletrónica de transmissão (TEM) de uma suspensão de nanopartículas de óxido de zinco (ZnO NPs) (Liu *et al.*, 2009).

Um estudo demonstrou que o ZnO do tamanho de pontos quânticos era capaz de fotocatalisar a produção de peróxido de hidrogénio em água, uma espécie de oxigénio reativo, 100 a 1000 vezes mais rapidamente do que o ZnO a granel. Pensa-se que isto se deve à maior área de superfície em relação ao volume das nanopartículas, ao maior número resultante de sítios reactivos na superfície e ao maior número de impurezas superficiais encontradas nas NPs capazes de "prender" os electrões e os buracos na superfície (Hoffman *et al.*, 1994; Sharma *et al*,

2009). Outro estudo discute esta mesma captura de electrões na superfície das nanopartículas como um mecanismo para a geração de oxigénio reativo na ausência de fotocatálise (Yang *et al.*, 2009).

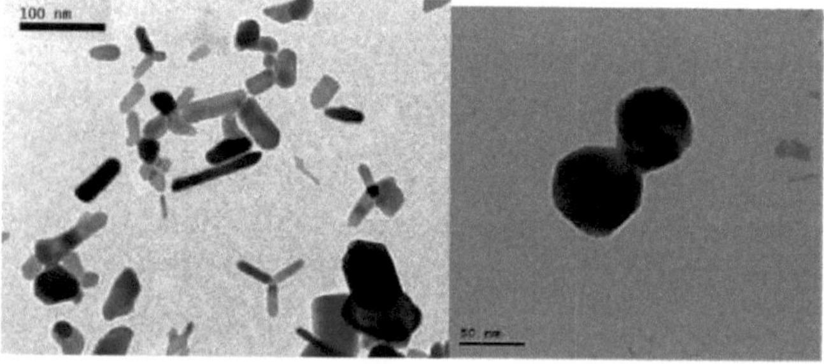

Figura (2-2): Imagem de microscópio eletrónico de transmissão da suspensão de nanopartículas de óxido de zinco (Liu *et al., 2009)*.

2.4.1 Aplicações das NPs de ZnO

As nanopartículas de óxido de zinco têm grande interesse devido às suas várias aplicações nas áreas fotocatalítica, antibacteriana, eletrónica, ótica, eléctrica, dermatológica e médica (Turkoglu *et al.*, 1997; Pan *et al.*, 2001; Sawai, 2003; Xiong *et al.*, 2003; Behnajady *et al.*, 2006; Tang *et al.*, 2006).

O óxido de zinco não é estranho aos estudos científicos. Nos últimos 100 anos, foi objeto de milhares de trabalhos de investigação, que remontam já a 1935. Devido ao seu potencial de absorção de raios ultravioleta, o ZnO entrou na indústria e é atualmente um dos elementos fundamentais da sociedade moderna. Encontra-se em tintas, cosméticos, fabrico de plástico e borracha, eletrónica e produtos farmacêuticos. No entanto, voltou a ganhar grande interesse pelas suas propriedades semicondutoras. O material ZnO NPs ganhou muito interesse devido às suas vastas aplicações em vários dispositivos, tais como células solares, transdutores, eléctrodos condutores transparentes, sensores e catalisadores (Look et al., 2001). A Figura (2-3) mostra materiais com nanoestruturas de ZnO com várias formas.

As nanopartículas de óxido de zinco são também amplamente aplicadas em produtos como protectores solares e têxteis especiais devido às suas propriedades predominantes de bloqueio dos raios ultravioleta A e ultravioleta B e à sua baixa toxicidade para os seres humanos (Becheri *et al.*, 2008; Newman *et al.*, 2009).

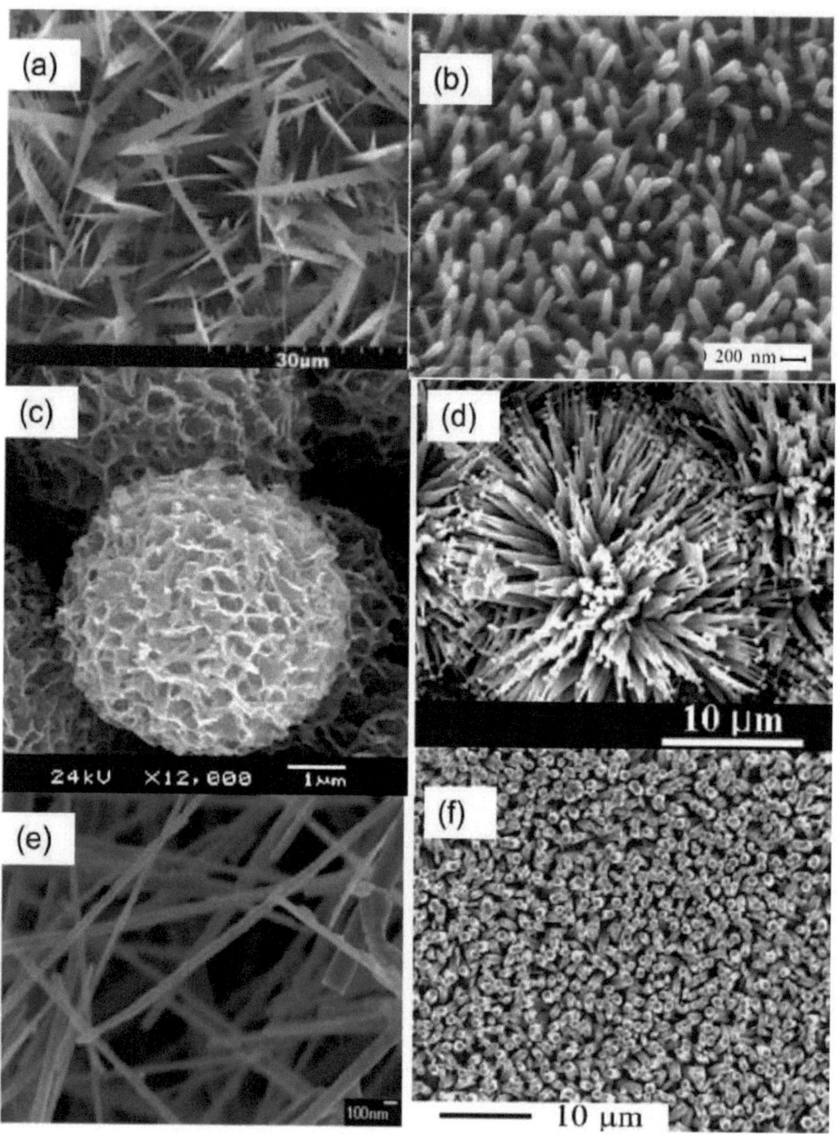

Figura (2-3): Materiais nanoestruturados de ZnO com várias formas. (a) nanocompósitos por transporte de vapor (Wang *et al.*, 2006); (b) nanofios por vapor-líquido-sólido (Weber *et al.*, 2008); (c) microesferas constituídas por nanofolhas por via química húmida (Lu *et al,* 2008); (d) nanonhas por evaporação térmica (Umar *et al.,* 2008); (e) nanofios por evaporação térmica (Zang *et al.*, 2007); (f) nanobastões por decomposição hidrotérmica (Wei *et al.*, 2006).

2.4.2 Atividade antibacteriana das NPs de ZnO

Os agentes antibacterianos são de grande importância para numerosas indústrias, tais como as indústrias ambiental, de embalagens de alimentos, médica, de cuidados de saúde, de decoração, etc. (Zhang *et al.*, 2007). São geralmente classificados em dois tipos: agentes orgânicos e inorgânicos.

A maior área de superfície das nanopartículas pode resultar num maior grau de interação com as paredes celulares bacterianas. Entre os materiais inorgânicos, os metais e os óxidos metálicos suscitaram um grande interesse para utilização como agentes antimicrobianos devido à sua durabilidade, seletividade e resistência ao calor. Uma das razões pelas quais estes materiais inorgânicos (metais e óxidos metálicos) têm atraído tanta atenção é a sua capacidade de suportar condições de processamento intensivo (Fu *et al.*, 2005; Makhluf *et al.*, 2005).

As vantagens dos agentes antibacterianos inorgânicos em relação aos agentes antibacterianos orgânicos incluem uma maior estabilidade e uma maior segurança, especialmente a alta pressão e/ou temperatura (Sawai, 2003). As nanopartículas de óxido metálico têm uma boa atividade antibacteriana e as formulações antimicrobianas que incluem nanopartículas podem ser utilizadas como um agente bactericida eficaz (Look, 2001; Vigneshwaran *et al.*, 2006).

As nanopartículas de óxido de zinco demonstraram ser agentes antibacterianos e antifúngicos úteis quando utilizadas como revestimento de superfícies em materiais e têxteis (Abramov *et al.*, 2009). Estes atributos têm atraído muito interesse para o controlo de microrganismos, em particular de agentes patogénicos.

Vários pós cerâmicos foram avaliados e provaram ter actividades antibacterianas, tais como TiO_2, CaO, MgO e ZnO (Sawai *et al.*, 2000; Yamamoto *et al.*, 2000; Gogniat *et al.*, 2006). As NPs de ZnO exibiram propriedades antifúngicas significativas contra fungos patogénicos de plantas importantes, como *Botrytis cinerea* e *Penicillium expansum* (He *et al.*, 2011). As matrizes de nanobastões de ZnO diminuíram o crescimento de *Candida albicans* com uma ação estável durante dois meses (Eskandari *et al.*, 2011).

As nanopartículas de óxido de zinco têm efeitos bactericidas tanto em bactérias gram-positivas como gram-negativas. Têm mesmo atividade antibacteriana contra esporos que são resistentes a altas temperaturas e altas pressões (Rosi e Mirkin, 2005). A partir da literatura, é evidente que a atividade antibacteriana das NPs de ZnO depende da área de superfície e da concentração, enquanto a estrutura cristalina e a forma das partículas têm pouco efeito. Além disso, também é mencionado na literatura que quanto menor for o tamanho das NPs de ZnO, melhor será a sua atividade antibacteriana (Vayssieres *et al.*, 2001; Shrivastava *et al.*, 2007). As nanopartículas pequenas ($\leq$30 nm) parecem ser as mais capazes de penetrar nas células bacterianas. A interferência com as membranas celulares e a subsequente perda de viabilidade celular foram atribuídas a quase todas as variedades de nanopartículas, mas particularmente àquelas com um diâmetro pequeno e um potencial zeta positivo

(Simon-Deckers *et al.*, 2009). Tabela (2-2).

Tabela (2-2): Resumo de estudos selecionados sobre os efeitos antimicrobianos e o mecanismo de ação das nanopartículas (Simon-Deckers *et al.*, 2009).

Química	Tamanho (média)	Organismo Testado	Proposta Mecanismo	MIC	Referência
NPs de ZnO	13 nm	*Staph. aureus*	ROS inibição	Reduzido 95% a 80 μg/ml	Reddy (2007)
NPs de ZnO	60 nm	*Staph. aureus*	ROS inibição	Reduzido 50% a 400 μg/ml	Jones (2008)
NPs de ZnO	40 nm	*Staph. aureus, E.coli*	Rutura da membrana	Ambas as espécies reduziram 99% a 400 μg/ml	Nair (2008)
NPs de ZnO	12 nm	*E. coli*	Danos na membrana devido à abrasividade das partículas	Reduzido 90% a 400 μg/ml	Padmavath y (2008)

2.4.3 A toxicidade das NPs de ZnO

As nanopartículas de óxido metálico (NPs) pertencem a uma família de nanomateriais que têm sido fabricados em grande escala para aplicações industriais e domésticas e são promissores para aplicações futuras. Os indicadores bibliométricos sugerem que a investigação sobre as preocupações ambientais das NPs aumentou desde a publicação do primeiro artigo sobre nanoecotoxicologia em 2006 (Kahru e Dubourguier, 2010). Estes estudos sugerem que a libertação de NPs pode ter impactos negativos tanto nos organismos como no ambiente (Figura 2-4).

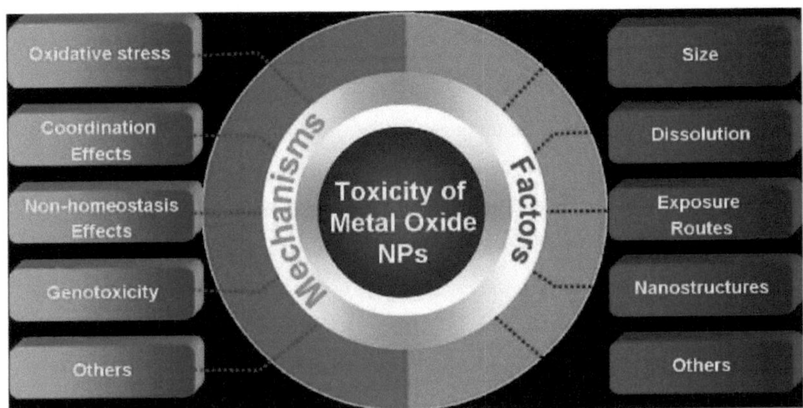

Figura (2-4): Esquema que resume o efeito tóxico das NPs de óxidos metálicos

(Ya-Nan *et al.*, 2012).

O zinco é um oligoelemento essencial e as NPs de ZnO são consideradas não tóxicas.

Estudos de toxicidade mostraram que os iões de zinco não causam quaisquer danos ao ADN das células humanas (Sandstead, 1994; Yamada *et al.*, 2007; Classen *et al.*, 2011).

Foi relatado que as NPs de ZnO têm um perfil de segurança extremamente bom e não foi observada qualquer toxicidade quando tomadas em diferentes tamanhos nanométricos das partículas de zinco (Jiang *et al.*, 2009). Apresentam uma toxicidade selectiva para as bactérias, mas têm efeitos mínimos nas células humanas (Reddy *et al.*, 2007). Quanto às NPs de ZnO, o seu efeito antimicrobiano sobre um vasto espetro de microrganismos é vantajoso para promover a segurança alimentar (Adams *et al.*, 2006). O tamanho ultra-pequeno que lhes confere uma atividade antimicrobiana excecional também as torna mais activas do que as suas congéneres a granel e permite que se espalhem mais facilmente em locais inesperados e indesejados. Foram efectuados estudos para examinar a toxicidade das NPs de ZnO e de outras NPs de óxidos metálicos em células e órgãos de mamíferos (Jeng e Swanson 2006; Lai *et al.*, 2008; Wang *et al.*, 2008; Liu *et al.*, 2009).

Foram também efectuados estudos em animais sobre a toxicidade das NPs de ZnO, o que suscitou preocupações por parte do público. De acordo com Wang *et al.*, em 2008, as NPs de ZnO [20 e 120 nm] foram descobertas principalmente nos ossos, rins e pâncreas de ratinhos adultos saudáveis após a administração. Doses baixas e médias de NPs de ZnO de 20 nm podem induzir a viscosidade do sangue. Além disso, os ratinhos experimentais apresentavam danos patológicos com efeito de dose no estômago, fígado, coração e baço quando tratados com NPs de ZnO de 120 nm. Os resultados forneceram referências valiosas para estudos que investigam a toxicidade das NPs de ZnO para a saúde humana quando digeridas oralmente (Wang *et al.*, 2008).

Em 2009, Lin *et al.* investigaram a toxicidade de ZnO de tamanho micro e nano em células epiteliais do pulmão humano. Os resultados demonstraram que a exposição a partículas de ZnO de ambos os tamanhos poderia levar a uma citotoxicidade dependente da dose e do tempo (Lai *et al.*, 2008). No entanto, é inegável que as NPs de ZnO apresentam um risco potencial tanto para o ambiente como para a saúde humana, embora os cientistas continuem a investigar o mecanismo subjacente ao efeito tóxico. A maior parte das provas apresentadas até à data sugere uma teoria segundo a qual o impacto tóxico depende da dose, do tamanho e do tempo de exposição, na medida em que quanto maior a dose, menor o tamanho e maior o tempo de exposição, mais prejudiciais são as NPs de ZnO (Fei e Perrett, 2009).

Em geral, há dois mecanismos envolvidos na toxicidade das nanopartículas. Um deles é o facto de as próprias nanopartículas exercerem diretamente efeitos tóxicos, que estão relacionados com o componente químico, o tamanho e a forma das nanopartículas. Além disso, a inflamação e o stress oxidativo (produção de espécies reactivas de oxigénio) induzidos pelas nanopartículas foram identificados como tendo efeitos nas membranas celulares, no citoplasma, no núcleo e na função mitocondrial. O outro mecanismo de toxicidade das nanopartículas é o facto de as nanopartículas poderem ser utilizadas como transportadores. Na terapia do cancro e na terapia genética, as nanopartículas podem transportar medicamentos em concentrações elevadas para os locais de interesse, podendo causar danos potenciais às células (Inoue e Takano, 2010).

2.5 Cáries dentárias

A cárie dentária é uma doença microbiana da estrutura dura dos dentes expostos à cavidade oral que resulta na desmineralização localizada da porção inorgânica e na destruição das substâncias orgânicas do dente, começando nas superfícies externas (Shafer *et al.*, 1983; Chandra, 2007z).

A cárie dentária é uma infeção multifatorial, são necessários múltiplos factores para que a cárie ocorra, é caracterizada pela destruição progressiva do esmalte dentário (Tazer, 1992; Collins *et al.*, 2002; Hasan *et al.*, 2012).

Envolve interações entre a dieta, a saliva, a microflora da placa bacteriana e a superfície dentária suscetível na presença do fator tempo (Thylstrup e Fejerskov, 1996). A doença é um processo dinâmico crónico acumulativo que leva a uma mudança no equilíbrio entre a substância do dente e o ambiente circundante e o resultado líquido é a perda de mineral do dente, ou desmineralização (Kingman e Selwitz, 1997). As bactérias endógenas, principalmente *Steptococcus mutans, Streptococcus sobrinus* e *Lactobacilli spp.* na placa dentária produzem ácidos orgânicos fracos a partir de subprodutos de hidratos de carbono fermentáveis das dietas. Isto causa uma queda no pH local na placa abaixo de um valor crítico, o que leva à desmineralização das estruturas dentárias (Caufield e Griffen, 2000; Featherstone *et al.*, 2003; Featherstone, 2004).

Os estreptococos mutans são considerados os principais microrganismos etiológicos na doença cárie, com os lactobacilos e outros microrganismos a participarem na progressão da doença (Sakeenabi e Hiremath, 2011).

Steptococcus mutans, um membro da microflora oral, é considerado o principal agente causador da cárie dentária (ou cárie dentária) e é uma das bactérias formadoras de biofilme mais conhecidas (Lévesque *et al.*, 2005). A etiologia da cárie dentária está associada (I) à fermentação bacteriana de hidratos de carbono da dieta resultando na produção de ácido (II) à sua capacidade de produzir glucosiltransferases (GTFs), o que leva à síntese de polissacáridos intracelulares (IPS) e extracelulares (EPS) e (Ш) à sua fixação à película dentária mediada por glucanos (Schilling e Bowen, 1992; Quivey *et al.*, 2000). A combinação destes mecanismos caraterísticos adquiridos por *S. mutans* ajuda à sua colonização eficaz na cavidade oral e regula a transformação de biofilmes de placa dentária não patogénicos em extremamente cariogénicos (Jeon *et al.*, 2011). Por conseguinte, existe uma necessidade urgente de criar novos antimicrobianos que sejam menos tóxicos e mais eficientes no combate a estes microrganismos.

2.6 *Streptococcus mutans*

Na cavidade oral humana, os estreptococos constituem os microrganismos mais comuns. Sabe-se que cerca de um quarto da flora total cultivável da placa supragengival e metade dos isolados da língua e da saliva são estreptococos (Samaranayake, 2006).

Os estreptococos orais podem ser divididos em quatro grupos principais de espécies, como se segue (Chhatwal, 2007) Quadro (2-3):

1. Grupo Mitis

2. Grupo mutans

3. Grupo Salivarius-

4. Grupo Anginosus

Tabela (2-3): Estreptococos orais (Russell, 2003).

Grupo	Espécies	Propriedades
Grupo Mitis	*S.mitis S.oralis* *S.sanguis* *S.parasanguis* *S.peroris S.infantis S.australis*	Espécies pioneiras na formação da placa. Agentes causadores comuns de endocardite infecciosa.

Grupo mutans	*S.mutans* *S.sobrinus*	Aumento do número de dentes associado a cáries.
Salivarius grupo	*S.salivarius* *S.vestibularis*	Encontrada principalmente na superfície da mucosa, raramente patogénica.
Grupo Anginosus	*S. anginosus* *S.intermedius* *S.constellatus*	Favorecem os ambientes anaeróbios. Frequentemente isolado de abcessos.

Os estreptococos mutans pertencem à família: lactobacillaceae, género: *Streptococcus* (Holt *et al.*, 1994). São cocos gram positivos de cadeia curta ou média, não móveis, catalase negativos, anaeróbios facultativos e o seu crescimento ótimo é a 37°C. Os Streptococcus mutans representam cinco biótipos (I-V) e oito serótipos (a-h) (Lamont e Jenkinson, 2010).

A saliva é o veículo mais importante de transmissão de estreptococos mutans através do contacto físico, e a matéria é considerada a fonte mais importante de infeção para a criança (Aalatonen *et al.*, 1990).

Além disso, depois de os estreptococos mutans terem colonizado a dentição, podem ser detectados na saliva, ou na língua, nos membros da mucosa oral, nas superfícies das dentaduras e nas superfícies dos aparelhos ortodônticos. Quando uma estirpe de estreptococos mutans atinge uma colonização estável da cavidade oral, a estirpe persiste normalmente durante um longo período de tempo (Alaluusua *et al.*, 1994).

A prevalência de estreptococos mutans aumenta com a idade, cerca de 50% das crianças de 5 anos, 80% dos adolescentes e mais de 90% dos adultos, têm estreptococos mutans na sua flora oral. A prevalência de cada serotipo é diferente em diferentes populações. Geralmente, o serótipo (c) é o mais frequente, compreendendo cerca de 70% dos isolados clínicos. O serótipo (e) é o seguinte em muitas populações, compreendendo cerca de 15% dos isolados. Os isolados mais raros são f, d e g. A maioria dos seres humanos está infetada com apenas um serótipo (Asikainen e Alaluusua, 1993; Al-Ubaidi, 1993; Al-Mizrakchi, 1998).

O Streptococcus mutans oral foi descrito pela primeira vez por J. Kilian Clarke em 1924 (Hamada e Slade, 1980). A concentração de *S. mutans* é frequentemente elevada na saliva de pacientes com níveis elevados de cárie dentária, indivíduos adultos colonizados por estirpes de *S. mutans* formadoras de biofilme têm uma experiência de cárie mais elevada do que indivíduos sem este tipo de estirpes (Giacaman *et al.*, 2010).

Pensa-se que vários factores relacionados com o ambiente oral contribuem para o estabelecimento e multiplicação de *S. mutans* (Gronroos, 2000; Koga-Ito *et al.*, 2003). *O* estudo *do S. mutans* é muito importante, não só porque praticamente todas as pessoas no mundo são portadoras da bactéria, mas também porque esta tem vários sintomas que afectam a nossa vida diária. À medida que as bactérias se desenvolvem na boca, provocam a destruição dos dentes, dificuldades na fala, dificuldades de mastigação, infecções múltiplas, problemas psicológicos, etc. Este micróbio tem, portanto, uma importância clínica considerável na medicina dentária (Espinosa-Cristóbal *et al.*, 2009).

2.6.1 Factores de virulência dos estreptococos mutans

O termo virulência descreve a capacidade de um microrganismo causar doenças ao seu hospedeiro, o organismo em que vive ou no qual vive. A propriedade é quantitativa e expressa o grau de patogenicidade, a capacidade de infligir danos ao hospedeiro (Gillespie e Hawkey, 2006). No que diz respeito ao *Streptococcus mutans*, as propriedades que afectam a sua capacidade de causar a doença da cárie dentária são os factores de virulência que promovem a sua colonização e sobrevivência no biofilme, a placa dentária que cobre as superfícies dos dentes (Lamont e Jenkinson, 2010). Os factores de virulência do *Streptococcus mutans* incluem: a. Glucosil transferases e Fructosiltransferases

As glucosiltransferases (GTFs) e as fructosiltransferases (FTFs) catalisam a síntese de polímeros de glucano e frutano solúveis e insolúveis em água a partir da sacarose (Samaranayake *et al.*, 2002). *S. mutans* produz pelo menos um FTF e três GTFs. Os GTFs catalisam principalmente a síntese de glucanos (dextrano) (Russell, 1994). As cadeias de glucano podem ser lineares (*dextrano* com ligações α-1, 6, boa fonte de hidratos de carbono para as bactérias) ou conter ramificações de cadeias (*mutano* com ligações α-1,6 e α-1,3).

As cadeias ramificadas são geralmente menos solúveis do que as cadeias lineares e necessitam de conjuntos mais complexos de enzimas para a sua degradação e desempenham um papel importante no mecanismo de adesão dependente da sacarose do *Streptococcus mutans* (Lamont e Jenkinson, 2010).

b. Proteínas de superfície

Os Streptococcus mutans expressam uma proteína de superfície predominante denominada P1 (Ag I / II), que funciona na ligação dos estreptococos mutans à superfície revestida de película salivar humana (Samaranayake *et al.*, 2002). Além disso, *os S. mutans* possuem proteínas de ligação ao glucano (GBPs) na superfície celular. As GBPs são necessárias para um biofilme ótimo de *S. mutans* (Lamont e Jenkinson, 2010).

c. Acidogenicidade e tolerância aos ácidos

Os Streptococcus mutans fermentam muitos açúcares diferentes e parecem metabolizar a sacarose em ácido lático mais rapidamente do que outras bactérias orais. Foi demonstrado que as estirpes de estreptococos mutans são mais tolerantes ao ácido do que todas as outras bactérias examinadas, com exceção dos lactobacilos (Loesche, 1986; Samaranayake *et al.*, 2002).

d. Produção de mutacina e adaptação ao biofilme

A bacteriocina é uma substância produzida por organismos vivos que inibe o crescimento de outros organismos vivos (Samaranayake *et al.*, 2002). *S. mutans* está adaptado ao estilo de vida do biofilme e existe uma produção coordenada de bacteriocinas juntamente com um aumento da competência em situações de alta densidade. As bacteriocinas são designadas de acordo com a espécie bacteriana que as produz; a bacteriocina produzida pelos estreptococos mutans é designada por mutacina (Lamont e Jenkinson., 2010).

e. Produção de polissacáridos intracelulares

A maioria das estirpes de *S. mutans* produz polissacáridos intracelulares com coloração de iodo (IPS) a partir da sacarose. Devido a este armazenamento intracelular de polissacáridos, estas bactérias cariogénicas têm a capacidade de continuar a fermentação na ausência de alimentos exógenos (Bagg *et al.*, 2006).

f. Produção de endodextranase

Estreptococos mutans endodextranase que clivam a ligação α 1.6. *Streptococcus sanguis* e *Streptococcus mitis* colonizam os dentes antes dos estreptococos mutans e formam dextranos (glucanos) ricos em ligações α 1,6. As endodextranases produzidas pelos estreptococos mutans ajudam a bactéria na sua invasão da placa dentária inicial que contém dextranos (Balakrishnan *et al.*, 2000).

2.6.2 Isolamento de *Streptococcus mutans*

O crescimento ótimo de *Streptococcus mutans* é a 37°C em mitis salivarius bacitracin (MSB) (Ma e Marquis, 1997). Em ágar MSB, as colónias *de S. mutans* são pequenas, elevadas, com margens irregulares e aderentes, enquanto que em ágar contendo sacarose, a maioria das estirpes de *S. mutans* produz colónias com cerca de 1 mm de diâmetro, com grânulos, gotículas contendo polissacárido extracelular solúvel. Em ágar sangue incubado anaerobicamente durante dois dias, as colónias de *S. mutans* são brancas ou cinzentas, circulares ou irregulares, com 0,5-1,0 mm de diâmetro, tendendo por vezes a aderir à superfície do ágar (Hardie, 1986). Atualmente, estão disponíveis cinco meios diferentes para o isolamento de *S. mutans*. São eles: Mitis Salivarius com bacitracina (MSB), Mitis Salivarius com bacitracina e canamicina (MSKB), glucose-sacarose-telurite-bacitracina (GSTB), tripticase de soja com sacarose e bacitracina (TYS20B) e extrato de levedura de triptona cisteína com sacarose e bacitracina (TYCSB) (Wan *et al.*, 2002).

2.6.3 Transmissão de *Streptococcus mutans*

A aquisição precoce de *S. mutans* é um evento chave na história natural da doença. A aquisição pode ocorrer através de transmissão vertical ou horizontal (Berkowitz, 2003). A transmissão horizontal é mais comum em irmãos, crianças da mesma sala de aula, berçário ou creches. Normalmente, propaga-se através da saliva, da expetoração e do sangue contaminados de uma pessoa para outra. Por outro lado, a transmissão vertical dá-se de pais para filhos. O termo é restringido por alguns à transmissão genética e alargado por outros para incluir também a transmissão da infeção de uma geração para a seguinte, através de fluidos como a saliva, o leite ou através da placenta (Javed *et al.*, 2012).

2.7 *Candida albicans*

A Candida albicans é uma espécie fúngica comensal que coloniza habitualmente as superfícies das mucosas humanas (Calderone, 2012). O termo *Candida* tem origem na palavra latina candid, que significa branco. Os fungos são microrganismos eucarióticos heterotróficos e essencialmente aeróbicos com capacidades anaeróbicas limitadas (Murphy *et al.*, 1993). Os fungos podem utilizar várias fontes de carbono diferentes para satisfazer as suas necessidades de carbono para a síntese de hidratos de carbono, lípidos, ácidos nucleicos e proteínas. A oxidação de açúcares, álcoois, proteínas, lípidos e polissacáridos fornece-lhes uma fonte de energia (Vanden Bossche *et al.*, 1993).

Foram descritas mais de 30 espécies do género *Candida*, sendo a *Candida albicans* (*C. albicans*) a mais comum das *espécies de Candida* encontradas na cavidade oral, enquanto outras espécies que foram isoladas com menor frequência incluem: *C. glabrata*, *C. tropicalis*, *C. keyfyr* (pseudo tropicalis), *C. krusei*, *C. stellatoidae* e *C. guilliermondai* (Hoffman, 1982).

Todos os membros do género estão presentes como comensais que se tornam infecciosos quando ocorre uma alteração na imunidade do hospedeiro (Sapp *et al.*, 2004). No entanto, em condições de disfunção imunitária, como a infeção pelo VIH, *a C. albicans* pode tornar-se patogénica oportunista, causando infecções mucosas e disseminadas (Scully *et al.*, 1994). Estima-se que esta espécie seja responsável por mais de 80% de todos os isolados de leveduras orais. A presença de *C. albicans* na cavidade oral de indivíduos saudáveis varia entre 35% e 60% da população, mas a candidíase ocorre com muito menos frequência e está relacionada com vários factores, frequentemente relacionados com o hospedeiro.

As infecções *por Candida* podem ser observadas em várias partes do corpo, incluindo a pele, a cavidade oral, o trato gastrointestinal e a vagina. Na cavidade oral, a infeção por *Candida* é por vezes visível sob a forma de aftas, manchas brancas/amareladas semelhantes a creme na mucosa oral e na língua (Gow e Gadd, 1994). A incidência destes organismos parece aumentar com a idade. Estes fungos podem causar infecções caraterísticas que podem ser silenciosas, graves e até mesmo fatais

(Shepherd, 1986).

A Candida albicans é responsável por um vasto espetro de doenças, que vão desde a infeção superficial da mucosa até ao envolvimento sistémico fatal (Allen e Beck, 1987). Certas estirpes de *Candida albicans* e de outras leveduras desempenham um papel causal no desenvolvimento do cancro oral (Hald e Holmustrup, 1987).

1.1.1 Factores de virulência de *C.albicans*

A capacidade da *C. albicans* de alternar a sua morfologia entre as formas de levedura e de hifa contribui para a sua patogénese (Calderone, 2012).

A Candida albicans expressa vários factores de virulência que contribuem para a patogénese (Quadro 1-4). Estes factores incluem biomoléculas de reconhecimento do hospedeiro (adesões), morfogénese (a transição reversível entre células de levedura unicelulares e formas de crescimento filamentosas), aspartil proteases e fosfolipases segregadas. Além disso, a "mudança fenotípica" é acompanhada por alterações na expressão de antigénios, na morfologia das colónias e nas afinidades tecidulares em *C. albicans* e em várias outras *Candida spp.* A mudança pode proporcionar às células uma flexibilidade que resulta na adaptação do organismo às condições hostis impostas não só pelo hospedeiro mas também pelo médico que trata a infeção (Calderone e Fonzi, 2001).

A importância de *C. albicans* na causa de doenças humanas exige que o organismo seja identificado a partir de espécimes clínicos suficientemente cedo, uma vez que os tubos germinativos se desenvolvem rapidamente, sendo utilizados como uma identificação diagnóstica presuntiva rápida de *C. albicans*, normalmente dentro de 90 minutos. Pensa-se que a formação de tubos germinativos contribui para a patogenicidade de *C. albicans* (Isibor *et al.*, 2005).

Tabela (2-4): Factores putativos de virulência da *Candida albicans* (Calderone e Fonzi, 2001).

Fator de virulência	Efeito
Adesão	Favorece a retenção na boca
Adesinas de superfície celular	Adesão não específica
Hidrofobicidade Expressão da superfície celular	Aderência específica
Evasão das defesas do hospedeiro	Favorece a retenção na boca
Mudança fenotípica	Modificação antigénica
Desenvolvimento de hifas	Reduz a fagocitose

Produção de aspartil proteinase secretada	Destruição de IgA secretora
Ligação do complemento	Mascaramento antigénico
Invasão e destruição do tecido hospedeiro	Aumenta a patogenicidade
Desenvolvimento de hifas	Promove a invasão do epitélio oral
Produção de enzimas hidrolíticas	Danos nas células hospedeiras e na matriz extracelular

1.1.2 Candidose

É a infeção fúngica oral mais comum nos seres humanos (Akpan e Morgan, 2002; Greenberg e Glick, 2003; Muzyka, 2005). A candidose é causada principalmente por *C. albicans e* pode variar desde o envolvimento superficial ligeiro da mucosa, observado na maioria dos doentes, até à doença disseminada fatal em doentes gravemente comprometidos do ponto de vista imunitário (Muzyka, 2005).

2.8 Relação entre *C. albicans* e *S.mutans*

Na cavidade oral, a coadesão entre *C. albicans* e bactérias orais é crucial para a colonização e persistência de *C. albicans* (Brogden e Guthmiller, 2008). Para além de fornecerem locais de adesão, os estreptococos excretam lactato que pode atuar como fonte de carbono para o crescimento de leveduras, o que, por sua vez, reduz a tensão de oxigénio para níveis preferidos pelos estreptococos e fornece factores estimulantes de crescimento para as bactérias (Brogden e Guthmiller, 2008). Um interesse crescente a nível mundial parece centrar-se no papel da co-agregação *da C. albicans* com *S. mutans* durante a adesão às superfícies dentárias (Barbieri *et al.*, 2007) (Figura 2-5).

A hipótese da associação entre *S. mutans* e *C. albicans* baseia-se nos seus mecanismos de virulência e caraterísticas bioquímicas, bem como em factores do hospedeiro que proporcionam um ambiente bucal que favorece a ação de ambos os microrganismos (Jarosz *et al.*, 2009; Raja *et al.*, 2010). De facto, vários estudos *in vitro* demonstraram que *a C. albicans* aumenta a aderência do *S. mutans*, indicando um possível mecanismo de facilitação durante a sua associação, em que as células de levedura poderiam ser utilizadas pelas bactérias como suporte para a aderência (Jarosz *et al.*, 2009; Raja *et al.*, 2010).

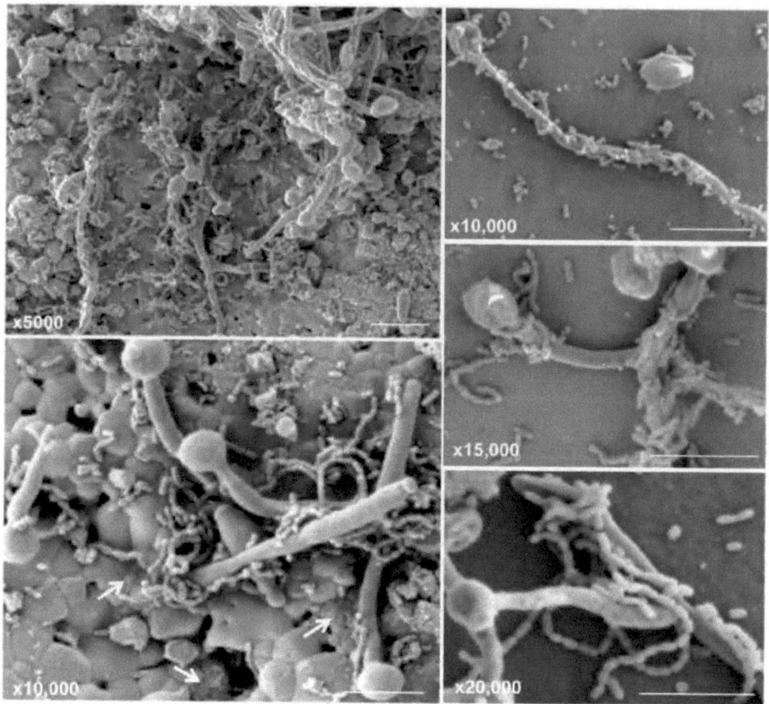

Figura (2-5): Micrografias electrónicas de varrimento de biofilmes mistos maduros formados em discos de hidroxiapatite (um componente principal e ingrediente essencial dos dentes normais), demonstrando a afinidade de *S. mutans* com os elementos hifais de *Candida albicans* (Khalid *et al.*, 2013).

2.9 *Candida albicans* e cáries dentárias

Alguns estudos mostraram uma associação significativa entre *a C. albicans* e a cárie dentária em crianças e adultos jovens (de Carvalho *et al.*, 2006). Os mecanismos envolvidos no papel da *C. albicanss* no processo de cárie dentária podem ser concluídos da seguinte forma : 1) adesão a uma variedade de superfícies e interação com outros microrganismos, especialmente as bactérias cariogénicas típicas como o *Streptococcus mutans* . 2) a capacidade de produzir ácido orgânico que dissolve a hidroxiapatita do tecido duro dentário. 3) produção de uma enzima que pode degradar o colagénio dentário (Cannon *et al.*, 1995; Lai e Li, 2011). Embora Maijala *et al.* (2007) tenham afirmado que *a C. albicans* não invadiu a dentina cariada e os resultados do seu estudo não apoiaram a proposta de que *a C. albicans* desempenha um papel significativo na patologia da cárie dentária. Mais importante ainda, o potencial da levedura para induzir a cárie dentária como consequência da sua capacidade pronunciada para produzir e tolerar ácidos foi apoiado por um estudo recente de

Klinke *et al (2011)* que fornece provas experimentais *in vivo* de que *a C. albicans* é capaz de causar cáries oclusais avançadas em ratos a uma taxa elevada. Os resultados de estudos *in vitro* e em animais que atribuem um papel à *C. albicans* no desenvolvimento e/ou progressão da cárie foram solidificados por dados de um estudo clínico em que a ocorrência de cáries em crianças foi positivamente correlacionada com a frequência de transporte oral de cândida (Raja *et al.*, 2010).

2.10 Efeito das nanopartículas em *Streptococcus mutans* e *Candida albicans*

As consideráveis actividades antimicrobianas das nanopartículas de óxidos metálicos inorgânicos, tais como ZnO, MgO, TiO_2, SiO_2, e a sua toxicidade selectiva para os sistemas biológicos sugerem a sua potencial aplicação como terapêutica, diagnóstico, dispositivos cirúrgicos e agentes antimicrobianos baseados na nanomedicina (Reddy *et al.*, 2007; Mohsen e Zahra, 2008). Existem relativamente poucos relatórios sobre os efeitos das NPs contendo metais na bactéria *Streptococcus mutans* (Espinosa-Cristobal *et al.*, 2009). Estudos anteriores relataram um efeito de nanopartículas de prata, óxido de zinco e ouro sobre *S. mutans* nos níveis bactericida e bacteriostático. Para a prata, os resultados mostraram uma concentração inibitória mínima (CIM) média de 4,86 ± 2,71 µg/ml e concentração bacteriostática mínima (CBM) de 6,25 µg/ml; para o zinco, a CIM foi de 500 ± 306,18 LigZmi e a CBM foi de 500 µg/ml; as nanopartículas de ouro demonstraram efeito apenas numa concentração inicial de 197 µg/ml (Hernàndez-Sierra *et al*, 2008). Alguns estudos relataram a atividade antibacteriana de nanopartículas de prata em restaurações de cor dentária contra *Streptococci* orais (Hernàndez-Sierra *et al.*, 2008; Bürgers *et al.*, 2009).

Verificou-se que as NPs de sílica inibem a adesão de bactérias a biofilmes orais (Cousins *et al.*, 2007). As NPs de ZnO demonstraram ter um efeito foto-catalítico (He *et al.*, 2011), o que está relacionado com a sua eficácia como inibidor de bactérias e fungos (1-6). Observou-se que a levedura foi inibida a uma baixa concentração de nanopartículas de prata, enquanto os efeitos inibidores do crescimento de bactérias foram inibidos a uma concentração moderada (Jain e Sharma, 2013).

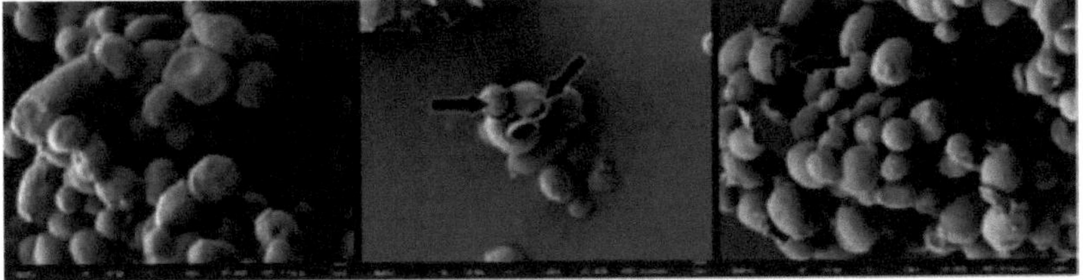

Figura (2-6) Danos na parede celular de *C.albicans* exposta a nanopartículas. Esquerda: Controlo não tratado; centro: AgNPs; direita: NPs de ZnO (Arzate-Quintana *et al.*, 2013).

2.11 Saliva

A saliva é o fluido presente na cavidade oral e é produzida por diferentes glândulas salivares. A saliva é um fluido biológico segregado em quantidade abundante e a um ritmo relativamente regular. A saliva é produzida por glândulas em vários locais dentro e à volta da boca. Indivíduos adultos saudáveis produzem normalmente 500- 1500 ml de saliva por dia, a uma taxa de aproximadamente 0,5 ml/min (Chicharro *et al.*, 1998), mas várias condições fisiológicas e patológicas podem modificar a produção de saliva quantitativa e qualitativamente, como a estimulação do cheiro e do sabor, a mastigação, o estado psicológico e hormonal, os medicamentos, a idade, as influências hereditárias, a higiene oral, etc. (Aps e Martens, 2005). O fluido salivar é uma secreção exócrina (Berkovitz *et al.*, 2003; Ferraris *et al.*, 2006). A saliva é uma mistura complexa de vários componentes (Whelton, 1996). A saliva total (fluido oral) é formada principalmente por secreções das glândulas salivares, mas também contém fluido gengival, células epiteliais descamadas, bactérias, leucócitos e possivelmente resíduos alimentares, sangue e vírus (Dawes, 1996; Whelton, 1996).

Estima-se que o conteúdo bacteriano da saliva se aproxime das 10^9 bactérias por ml. A saliva ajuda a controlar a invasão da boca por microrganismos, e a falta de saliva resulta num aumento do número de bactérias na boca. A saliva pode atuar como um meio seletivo para o crescimento bacteriano, mas a deglutição repetida continuamente resulta na eliminação das bactérias (Bowen, 1996).

O Streptococcus mutans e *o Streptococcus sobrinus* são as espécies predominantes isoladas da saliva humana e da placa dentária (Loesch, 1986).

A saliva é essencial para a manutenção de tecidos orais saudáveis; reveste a mucosa oral e protege contra a irritação, forma um reservatório de iões para a remineralização dos dentes, funciona como um tampão, ajuda na deglutição, exerce uma ação antimicrobiana, participa na formação da película e na digestão enzimática do amido com a amilase, e também participa na sensação gustativa, actuando como um solvente (Whelton, 1996). Os componentes antimicrobianos da saliva incluem imunoglobulinas, lisozimas, lactoferrinas, peroxidases salivares, mieloperoxidases, histatinas, amilases e proteínas aniónicas (Bowen, 1996).

A saliva também tem um papel na manutenção da mineralização do esmalte dos dentes (Van Nieuw e Veerman, 2002). Ao longo do tempo, têm sido detectadas na saliva mais substâncias e factores de origem sanguínea. No entanto, a saliva é composta principalmente por água (95-99,4%) e vários minerais, electrólitos, hormonas, enzimas, imunoglobulinas, citocinas e outros componentes cuja abundância depende da glândula a partir da qual é segregada. A saliva total não é um fluido homogéneo, mas é composta por secreções de várias fontes, predominantemente as glândulas extrínsecas (parótida, submandibular e sublingual) (Figura 2-7), mas também por fluidos das glândulas intrínsecas (glândulas linguais, labiais e bucais), secreções de células epiteliais e fluido crevicular gengival. Os capilares sanguíneos, que atravessam as glândulas salivares, facilitam a entrada de analitos da circulação sistémica na saliva (Kaufman, 2002; Marie e Hoehn, 2009).

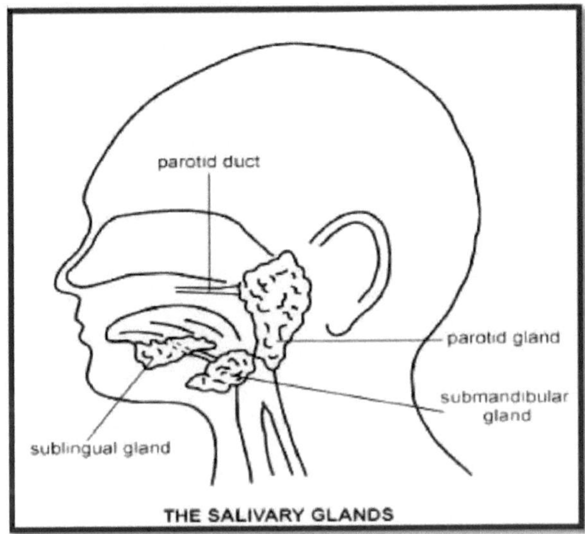

Figura (2-7): Localização das glândulas salivares extrínsecas (Boron e Boulpaep, 2003).

A saliva tem funções de defesa contra microrganismos patogénicos, na presença de proteínas de defesa que reagem de forma específica (imunoglobulinas) ou não específica (lisozima, peróxidos, cistatinas, lactoferrina, histatinas e outras), inibindo o crescimento dos microrganismos (Lawrence, 2002; Van Nieuw *et al.*, 2004).

2.11.1 Proteínas antimicrobianas na saliva (factores de defesa inata)

Os factores de defesa inatos identificados na saliva foram extensivamente estudados *in vitro* e expressam diferentes propriedades antimicrobianas, os modos de ação destas moléculas diferem muito, sugerindo uma longa evolução durante a qual a cavidade oral foi exposta a uma grande variedade de bactérias, fungos, vírus e outras substâncias nocivas, por exemplo, substâncias mutagénicas e cancerígenas, bem como H_2O_2. Os dados obtidos até à data provêm principalmente de estudos *in vitro* e existe apenas informação limitada sobre a forma como estas moléculas actuam *in vivo* (Tenovuo e Lumikari, 1991; Tenovuo *et al.*, 1991). É bem conhecido que muitas proteínas antimicrobianas na saliva interagem entre si *in vitro*. As interações resultam em efeitos aditivos, sinérgicos ou inibitórios sobre os estreptococos mutans, *os lactobacilos* ou os fungos. Os principais factores de defesa inata oral são os sistemas de peroxidase, a lisozima, a lactoferrina e as histatinas. *In vitro,* sabe-se que essas proteínas (1) limitam o crescimento bacteriano ou fúngico (2) interferem na captação bacteriana de glicose ou no metabolismo da glicose (3) promovem a agregação e a eliminação de bactérias. É de salientar que, para além da ação antimicrobiana dos sistemas da peroxidase salivar e da mieloperoxidase (Mansson-Rahemtulla *et al.*, 1987). Um dos principais objectivos destes sistemas é a eliminação de H_2O_2, que é altamente tóxico para as células dos mamíferos (Hanstrom *et al.*, 1983; Tenovuo e Larjava, 1984).

Muitos dos sistemas de defesa antimicrobiana da saliva são comuns a todas as secreções exócrinas, como as lágrimas, o leite, os fluidos seminais, vaginais e gastrointestinais. A lisozima, a lactoferrina e as peroxidases estão presentes em concentrações mensuráveis em todas estas secreções. Estes agentes antimicrobianos são principalmente sintetizados e segregados através das glândulas salivares maiores ou menores, mas uma quantidade menor entra na cavidade oral a partir do fluido dos tecidos ou dos leucócitos polimorfonucleares (PMNLs) através do fluido crevicular gengival (Tenovuo e Lumikari, 1991; Tenovuo *et al.*, 1991).

Durante a primeira infância, os factores salivares não imunes, por exemplo, a lisozima, a peroxidase salivar e o hipotiocianito gerado pela peroxidase (HOSCN/OSCN) estão presentes em níveis semelhantes aos dos adultos. No entanto, a lactoferrina, a mieloperoxidase e a proteína total são ainda significativamente menos abundantes (Mandel *et al.*, 1983; Tenovuo *et al.*, 1987), e permanecem em concentrações elevadas mesmo em pessoas idosas com dentição completa (Narhi *et al.*, 1994).

Foi feita uma tentativa de correlacionar a atividade da peroxidase salivar, as concentrações de hipotiocianito produzido pela peroxidase, a atividade da lisozima, as concentrações de lactoferrina ou apolactoferrina, as concentrações de cistatina, histatina ou proteínas ricas em prolina e os activos da amilase com a saúde geral, dentária, gengival ou da mucosa. No entanto, a literatura apresenta resultados controversos. Os resultados podem depender da inconsistência do desenho do estudo, dos métodos de recolha de saliva, dos métodos de análise salivar, da análise estatística e da apresentação dos resultados. Os factores de defesa inata salivares afectam *in vitro* as bactérias cariogénicas, como os estreptococos mutans, *os lactobacilos* e os fungos, *pelo que* a expetativa da maioria dos estudos tem sido uma relação inversa entre a cárie e as quantidades de componentes antimicrobianos na saliva. No entanto, as únicas relações positivas com a cárie podem ser previstas para as proteínas que promovem a adesão ou mantêm a homeostase dos componentes inorgânicos na cavidade oral (Rudney, 1995).

2.12 Peroxidase salivar

A peroxidase é uma enzima segregada pelas glândulas mamárias, salivares e outras glândulas mucosas (Tenovuo, 1985) que funciona como um agente antibacteriano natural (Pruitt e Reiter, 1985).

As peroxidases (PODs) são enzimas oxidantes que catalisam as reacções de oxidação de um certo número de substâncias (Lin *et al.*, 1996; Agostini *et al.*, 1997). A peroxidase é uma enzima (doador-

H2O2 oxidoredutase) hemoproteína que catalisa a oxidação pelo peróxido de hidrogénio de vários substratos, tais como fenóis, aminas aromáticas, hidroquinonas e aminas hidroquinóides, nomeadamente os derivados da benzidina (Meunier, 2000).

$$\text{Substrate} + H_2O_2 \xrightarrow{\text{peroxidase}} \text{Oxidized substrate} + 2H_2O$$

Estas enzimas têm uma vasta gama de funções biológicas e estão presentes na maioria dos organelos celulares (leite, leucócitos, fígado, baço, glândulas salivares, parede do estômago, mucosa intestinal, etc.) e participam em acções antibacterianas (um papel defensivo do hospedeiro) ou na defesa celular contra danos oxidativos por espécies reactivas de oxigénio (ROS) (remoção de peróxido de hidrogénio tóxico) (Mazumdar *et al.*, 1996; Katarzyna *et al.*, 2004).

No entanto, as células dos mamíferos possuem mecanismos elaborados de defesa antioxidante para neutralizar os efeitos deletérios da peroxidação lipídica induzida pelos radicais livres (Moradi *et al.*, 2008). As células diferem profundamente na sua resistência ao stress oxidante, o que pode dever-se a diferenças na sua capacidade antioxidante ou no equilíbrio entre oxidantes e antioxidantes nessas células. Os sistemas celulares de eliminação de radicais incluem: moléculas, minerais e enzimas como a peroxidase, a superóxido dismutase e a catalase (Si *et al.*, 2001).

A saliva humana contém dois tipos de peroxidases: as peroxidases salivares (SPO), que estão presentes em diferentes isoformas, existindo como uma mistura em equilíbrio de monómeros e agregados, e este monómero tem um ponto isoelétrico alcalino e um peso molecular de 78-80 KDa e a segunda é a mieloperoxidase (MPO), que é uma proteína catiónica homodimérica, com peso molecular de 130-160 KDa (Marcozzi, 1996; Ihalin *et al*, 2006), e foi relatado que fazem parte da defesa inata do hospedeiro na cavidade oral (Ihalin *et al.*, 2006).

Sabe-se que o sistema das peroxidases desempenha um papel fundamental numa série de doenças humanas em que a atividade destas espécies pode ser tanto benéfica como prejudicial (Davies *et al.*, 2008).

Muitas peroxidases vegetais, como a peroxidase de rábano (HRP), são utilizadas como bactericida, no tratamento de águas residuais que contêm compostos fenólicos e na síntese de vários produtos químicos aromáticos (Gaspar *et al.*, 1992). No ser humano, a peroxidase existe em muitos fluidos corporais, como o plasma, as lágrimas e a saliva, bem como em várias partes das células, actuando como eliminador de radicais livres com a ajuda do peróxido de hidrogénio.

As peroxidases; peroxidase salivar e mieloperoxidase, catalisam uma reação envolvida na inibição do crescimento e metabolismo bacteriano e na prevenção da acumulação de peróxido de hidrogénio, protegendo assim as proteínas da ação do oxigénio e das espécies reactivas de oxigénio (Salvolini *et al.*, 2000; Battino *et al.*, 2002). Mais precisamente, a peroxidase salivar catalisa a oxidação doião tiocianato (SCN) para gerar produtos de oxidação que inibem o crescimento e o metabolismo de muitos microrganismos (Battino *et al.*, 2002). O oxidante primário, o peróxido de hidrogénio, é produzido pelas bactérias, e a produção dos agentes tóxicos é altamente localizada e ocorre perto do alvo bacteriano (Hay e Bowen, 1996).

2.12.1 Efeito das nanopartículas na peroxidase salivar total

As nanopartículas (NPs) têm algumas vantagens sobre as pequenas moléculas orgânicas. Em primeiro lugar, as NPs têm grandes áreas de superfície específicas para uma ligação adequada às proteínas e interações biológicas (Erkizan *et al.*, 2009). Em segundo lugar, as NPs podem entrar facilmente nas células (Porter *et al.*, 2007), ao contrário de algumas pequenas moléculas e moléculas biológicas. Em terceiro lugar, tem havido um progresso considerável na síntese de NPs com dimensões, geometria e propriedades de superfície bem controladas (Lo Conte *et al.*, 1999), para complementar a complexidade estrutural das proteínas (Mu *et al.*, 2008). Os recentes desenvolvimentos em nanomateriais oferecem uma nova via para controlar o comportamento das proteínas através de interações de superfície. A enzima era menos estável nas superfícies das nanopartículas do que em solução livre, e a estabilidade diminuía ainda mais em partículas maiores com uma curvatura de superfície mais pequena. Embora a proteína possa reter a maior parte da sua estrutura nativa após a adsorção na superfície das NPs. Em alguns casos, a estabilidade termodinâmica da proteína diminui, tornando-a mais sensível a desnaturantes químicos como a ureia (Shang *et al.*, 2007).

Capítulo III

3.   A amostra

No presente estudo, o grupo de estudo era composto por 48 estudantes de ambos os géneros: 36 do sexo feminino (75%) e 12 do sexo masculino (25%) da Faculdade de Medicina Dentária/Universidade de Bagdade, com idades compreendidas entre os 18 e os 22 anos. Do grupo de estudo foram obtidas 48 amostras de saliva. O presente estudo envolveu experiências in vitro, relativas ao efeito da solução de nanopartículas de óxido de zinco em *Streptococcus mutans, Candida albicans*, isoladas de amostras de saliva, e na atividade da enzima peroxidase salivar total, em comparação com água desionizada. O estudo tem a duração de cinco meses, de meados de novembro de 2013 a meados de abril de 2014. Foi realizado no laboratório de microbiologia dos estudos de pós-graduação do Departamento de Ciências Básicas da Faculdade de Medicina Dentária/Universidade de Bagdade, no Laboratório Central de Saúde, nos laboratórios de ensino da Medical City e no Centro de Consulta de Intoxicações da Medical City.

3.1   Materiais

3.1.1 Instrumentos e consumíveis

O quadro (3-1) apresenta os instrumentos e materiais utilizados neste estudo

Quadro (3-1): Instrumentos e materiais.

Instrumentos e consumíveis	Origem
Micro pipetas e pontas ajustáveis.	Slamed, Alemanha
Frasco anaeróbio.	Rod well- scientific instrument Ltd.
API 20 Estreptococos	Biomeriux, França
Autoclave eletrónico automático.	Pristige Medical Inglaterra
Anel bacteriológico e espalhadores.	
Centrifugado.	Gallenkamp, Inglaterra
Seringas descartáveis (5 ml).	Abu Dhabi Medical Devices Co.L.L.C. EAU
Microscópio de dissecação	Olympus, Japão
Balança eletrónica.	Sartorius - Alemanha.
Papel de filtro.	Wattman N.º 1
Placas de Petri de vidro e de plástico.	
Artigos de vidro, cilindros de medição.	
Forno de ar quente	Memmert, Alemanha
Incubadora.	Memmert, Alemanha

Microscópio de luz	Olympus, Japão
Filtros Millipore (0,4 μm).	Target, Alemanha
Medidor de pH.	Consort, modelo n.º 832, Bélgica
Frascos com tampa de rosca (20 ml)	
Espectrofotómetro	Cecill 1011, França
Tubos de ensaio descartáveis esterilizados (10 ml)	
Misturador Vortex.	Trap International Corporation, Coreia

3.1.2 Química e solução

A tabela (3-2) apresenta os produtos químicos e as soluções utilizadas neste estudo

Tabela (3-2): Produto químico e solução.

Química e solução	Origem
Goma arábica.	Mercado local
Bacitracina em pó	Appli Chem, Alemanha
Caldo de infusão cérebro-coração (BHI)	Hi Media, Índia.
Ágar cistina-tripticase (CTA)	Empresa Bio Merieux
Água desionizada	
Agentes desinfectantes (Dettol e Spirit).	Al-Mansour co.
Água destilada.	
Glicerol	Fluka
Conjunto de coloração de Gram: 1- Violeta cristal. 2- Iodo. 3- Éter. 4- Mancha no balcão.	Espanha, Gran land chemical co., Reino Unido.
Peróxido de hidrogénio a 3%	Merck co. Alemanha.
Manitol	Laboratórios Difco Michigan EUA
Ágar Mitis-Salivarius	Hi Media, Índia.
Ágar Mueller Hinton	Sanofi Diagnostics Pasteur, França
Solução salina normal.	
Tampão fosfato salino	LDH, Alemanha
Reagentes do kit TSP: 1-Hidrogénio Peroxidase 2- Tampão 4-Aminoantipirina 3-	Solvochem co. Espanha Qualkem , Índia LDH , Alemanha

Fosfato	
Ágar Sabouraud Dextrose SDA	Mumbai - Índia
Sacarose	Al Hannof para material médico e de laboratório, Índia

A conceção do estudo

O diagrama esquemático abaixo representa a conceção que foi seguida para realizar o estudo

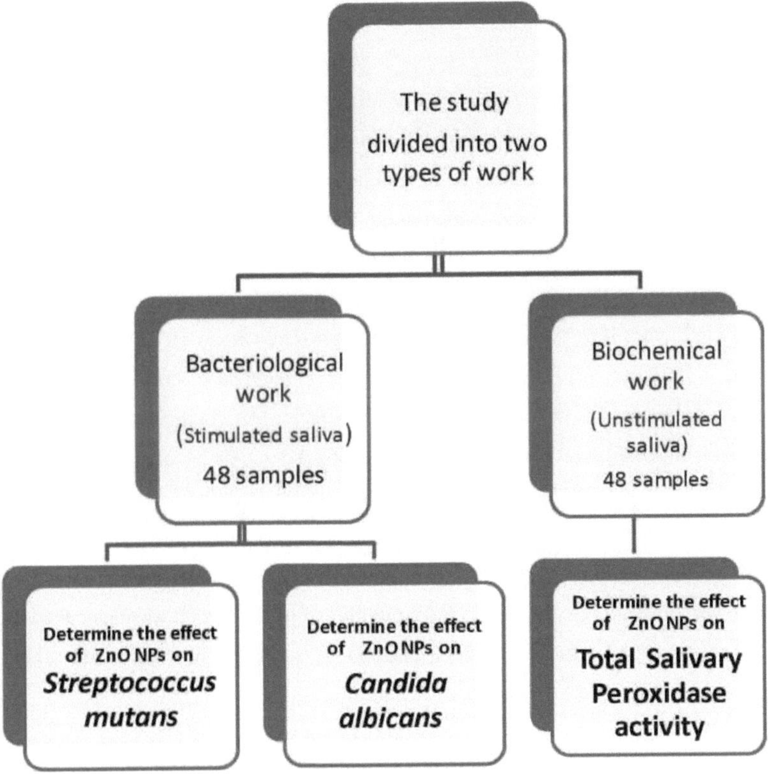

Figura (3-1): Conceção do estudo

3.2   Trabalho Bacteriológico

3.2.1 Meios utilizados neste estudo

1-   Ágar Mitis-Salivarius Bacitracina (MSBA) Preparado a partir de: Ágar Mitis-Salivarius (MSA), Bacitracina em pó e sacarose.

2-   Ágar Sabourauds Dextrose (SDA): adicionar-lhe o antibiótico cloranfenicol (2 g por cada 1000 ml de meio).

3- Caldo de Infusão Cérebro-Coração (BHI).

4- Ágar Mueller Hinton (MHA).

5- Ágar cistina-tripticase (CTA).

6- Ágar cistina-tripticase-manitol (ágar CTA-manitol).

3.2.2 Métodos

3.2.2.1 Preparação dos meios de cultura

Ágar 1-Mitis-Salivarius Bacitracina (Ágar MSB):

Este meio seletivo para o cultivo de *Streptococcus mutans* foi preparado através da adição de agentes selectivos: bacitracina e sacarose, nos níveis óptimos determinados para a composição do Ágar Mitis-Salivarius (MSA), de modo a ser eficaz na inibição de outras bactérias para além dos estreptococos mutans, uma vez que foi relatada a resistência relativa do *Streptococcus mutans* a concentrações elevadas de sacarose e bacitracina. O MSA foi preparado de acordo com as instruções do fabricante, dissolvendo 90 g de MSA num litro de água destilada; foi adicionada sacarose para obter uma concentração de 150 gm/L antes da esterilização do meio de ágar (Gold *et al.*, 1973), e esterilizado em autoclave a 121 °C e 15 libras por polegada quadrada durante 15 minutos, e deixado arrefecer até 45 °C, sendo depois adicionada a solução antibiótica de bacitracina em condições assépticas. A solução de reserva de bacitracina foi preparada dissolvendo 0,364 g de pó de bacitracina em 100 ml de água desionizada estéril, o que proporcionará uma concentração de 200 IU /L (1 unidade de bacitracina=0,0182 mg) (Geigy, 1962). A solução de bacitracina foi esterilizada por um filtro millipore (0,4 μm); uma nova solução fresca foi preparada a cada 2-3 semanas e armazenada no frigorífico, depois o meio foi vertido em placas, deixado a solidificar e depois colocado na incubadora a 37°C durante 24 horas e depois armazenado no frigorífico até ser utilizado. Ágar 2-Sabouraud Dextrose (SDA)

O meio seletivo para o cultivo e isolamento de *Candida albicans* foi preparado e esterilizado de acordo com as instruções do fabricante; 65 g foram suspensos em 1000 ml de água destilada. A esterilização foi feita por autoclavagem a 121°C a 15 libras por polegada quadrada durante 15 minutos, deixada arrefecer a 45-50°C e, em seguida, foi adicionado antibiótico cloranfenicol (2g por cada 1000 ml de meio) e vertido em placas de Petri, deixado a solidificar e, em seguida, colocado na incubadora a 37°C durante 24 horas e depois armazenado no frigorífico até ser utilizado.

3- Caldo de infusão cérebro-coração (BHI)

A preparação dos meios de cultura foi efectuada de acordo com as instruções do fabricante, o que implicou a suspensão de 37 g em um litro de água desionizada. Depois de completamente dissolvido, o pH foi ajustado para (7,2). O meio foi esterilizado em autoclave a 121°C a 15 libras por polegada quadrada durante 15 minutos, depois deixado arrefecer até à temperatura ambiente e, em seguida, mantido no frigorífico até ser utilizado.

4- Ágar Mueller Hinton (MHA)

Estas foram preparadas de acordo com as instruções do fabricante, que envolviam a suspensão de 38 gm num litro de água desionizada, depois de serem completamente dissolvidas com ebulição, foram esterilizadas por autoclave, depois deixadas a arrefecer a 45-50°C, vertidas e deixadas a solidificar, depois colocadas na incubadora a 37°C durante 24 horas e depois armazenadas no frigorífico até serem utilizadas.

Ágar 5-cistina-tripticase (CTA)

A preparação da CTA pronta foi efectuada de acordo com as instruções da empresa BioMerieux, suspendendo 28,5 g de pó em 1000 ml de água destilada, misturando bem com um misturador vórtex para garantir a dissolução de toda a quantidade de pó.

1.1.1.1 Ágar cistina-tripticase-manitol (ágar CTA-manitol)

Após a preparação do CTA pronto, como descrito anteriormente, o manitol foi adicionado em concentração de 1% ao meio CTA e aquecido para assegurar a dissolução de toda a quantidade do pó no meio CTA, autoclavado a 121 °C a 15 libras por polegada quadrada durante 10 minutos.

1.1.1.2 Recolha de amostras salivares estimuladas:

Recolha de amostras salivares estimuladas de quarenta e oito estudantes universitários aparentemente saudáveis da Universidade de Bagdade /Colégio de Medicina Dentária, com idades compreendidas entre (18-22 anos). A recolha de amostras salivares estimuladas foi efectuada em condições normalizadas, seguindo as instruções citadas por Tenovuo e Lagerlof (1996).

Pediu-se a cada indivíduo que mastigasse um pedaço de pastilha elástica árabe (0,5-0,7) gm durante um minuto, depois retirou toda a saliva por expetoração, após o que a mastigação continuou durante dez minutos com o mesmo pedaço de pastilha elástica e a saliva foi recolhida num frasco esterilizado com tampa de rosca. Após o desaparecimento da espuma salivar, 0,1 ml de saliva é transferido para 0,9 ml de tampão fosfato salino estéril de pH 7,0-7,2 para análise microbiológica

1.1.1.3 Isolamento de *Streptococcus mutans*:

As amostras salivares foram dispersas num misturador vortex durante 1 minuto. Foram efectuadas diluições de dez vezes, transferindo 0,1 ml de cada suspensão para 0,9 ml de solução salina normal estéril. A partir da diluição 10^{-3} das amostras salivares (conforme avaliado no estudo piloto), foram retirados 0,1 ml e espalhados em duplicado no meio seletivo MSB agar para isolamento de

Streptococcus mutans. As placas foram incubadas anaerobicamente utilizando um frasco anaeróbio durante 48 horas a 37°C, e depois aerobicamente durante 24 horas à temperatura ambiente (Holbrook e Beighton, 1986). As colónias de *Streptococcus mutans* foram determinadas de acordo com o seguinte:-

1 - Caraterística morfológica:

Os Streptococcus mutans foram examinados diretamente e sob microscópio de dissecação (ampliação x15) e diagnosticados de acordo com as suas caraterísticas morfológicas nas placas de ágar MSB, e de acordo com a descrição citada por (Edwardsson, 1970). Coloração de 2-Gram:

Uma colónia foi colhida separadamente das placas de ágar MSB em condições esterilizadas e submetida à coloração de Gram de acordo com (Koneman *et al.*, 1992), foi colhido um pequeno inóculo de uma colónia isolada discreta, isolada, emulsionada numa gota de solução salina normal numa lâmina de vidro para formar uma suspensão que foi depois espalhada, seca e fixada pelo calor de acordo com o método de Gram, começando com violeta de cristal durante um minuto e depois lavada com água, corada com iodo de Lugols durante um minuto e depois lavada, descolorada com álcool etílico durante 30 segundos e lavada. A lâmina foi corada com safranina durante um minuto, depois lavada e seca, e deixada na lâmina até secar. A lâmina foi examinada ao microscópio ótico.

3- Exame da motilidade das células microbianas:

A capacidade de motilidade das células microbianas foi examinada ao microscópio por esfregaço direto e sem coloração (Ryan e Ray, 2004).

4-Testes bioquímicos:

As colónias bacterianas de morfologia diferente foram colhidas do ágar MSB em condições esterilizadas, utilizando uma ansa de inoculação, e depois inoculadas em 10 ml de caldo de infusão de cérebro e coração (BHI) esterilizado. Os caldos foram incubados aerobicamente a 37°C durante 18 horas (Holt *et al.*, 1994). Foram efectuados os seguintes testes:

A- Teste de produção de catalase:

Um inóculo de uma cultura pura de *Streptococcus mutans* do ágar MSB foi transferido utilizando uma ansa estéril para a superfície de uma lâmina de vidro limpa e seca. Colocaram-se imediatamente algumas gotas de peróxido de hidrogénio a 3% (H2O2) numa porção de caldo na lâmina. A evolução de bolhas de gás indica um teste positivo (Willim e Vincent, 2005).

B- Teste de fermentação de hidratos de carbono:

O meio CTA-manitol de ágar cistina-tripticase foi utilizado para testar a capacidade do *Streptococcus mutans* para fermentar o manitol, que foi adicionado numa concentração de 1% ao meio CTA e foi distribuído em frascos com tampa de rosca (frasco de 10 ml) e autoclavado, sendo depois armazenado no frigorífico até ser utilizado. Cada frasco foi inoculado com solução de reserva a 1% de isolados puros de *Streptococcus mutans* e incubado aerobicamente a 37°C durante quatro dias. A mudança de cor de vermelho para amarelo foi uma indicação de uma reação positiva, em comparação com o controlo positivo (ágar e bactérias apenas) e o controlo negativo (ágar e manitol sem bactérias), uma vez que o pH diminui devido à produção de ácido a partir da reação de fermentação, de acordo com (Finegold e Baron, 1986). C- Identificação de *Streptococcus mutans* pelo API 20 strep O API 20 strep foi um sistema padronizado que contém 20 testes bioquímicos que oferecem uma ampla capacidade de disseminação. A tira consiste em 20 microtubos contendo substratos desidratados para a demonstração da atividade enzimática ou da fermentação de açúcares.

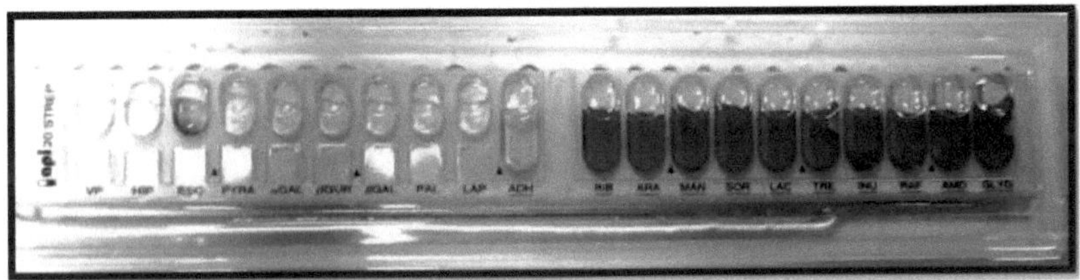

Figura (3-2): API 20 strep com inóculos de *S. mutans*

A preparação das tiras e dos inóculos dos isolados *de S.mutans* foi efectuada de acordo com o procedimento do biomeriux e os testes enzimáticos foram inoculados com uma suspensão densa de organismos feita a partir de cultura pura, que foi utilizada para reconstituir os substratos enzimáticos (Figura 3-2).

Os testes de fermentação foram inoculados com um meio enriquecido que reidrata os substratos de açúcar, a tira foi incubada durante 24 horas a 37°C aerobicamente durante a incubação o metabolismo produz mudanças de cor que se formaram espontaneamente ou reveladas pela adição de reagentes.

A fermentação dos hidratos de carbono foi detectada por uma alteração do indicador de pH. A reação foi lida de acordo com a tabela de leitura e a identificação foi obtida consultando o Índice de Perfil Analítico ou utilizando o software de identificação. 3.2.2.4 Purificação e manutenção de isolados bacterianos

A reinoculação de *Streptococcus mutans* em placas MSBA foi efectuada para verificar a sua pureza, depois estas placas foram incubadas anaerobicamente durante 48 horas a 37 ° PC, seguidas de incubação aeróbica durante 24 horas. Uma colónia selecionada foi transferida para 10 ml de caldo estéril Brain Heart Infusion, incubado aerobicamente durante 24 horas a 37°C. Os tubos com caldo foram armazenados no frigorífico até à sua utilização, tendo este procedimento sido repetido mensalmente (Finegold e Baron, 1986).

3.2.2.5 Ativação bacteriana

Isto foi conseguido através da adição de isolados puros de *Streptococcus mutans*, cerca de 0,1 ml adicionados a 10 ml de caldo estéril de infusão de coração de cérebro, incubado aerobicamente durante 18 horas a *37P° PC* antes de cada experiência (Finegold e Baron, 1986).

3.2.2.6 Isolamento de *Candida albicans*

Após a mistura da saliva, tal como mencionado anteriormente, foi efectuada uma diluição de dez vezes, a partir da diluição (10^{-1}, 10^{-2}) de amostras salivares, em seguida, 0,1 ml foi retirado e espalhado em ágar sabouraud dextrose (SDA), e as placas foram incubadas aerobicamente durante 48 horas a 37°C (Bodrumlu e Alaçam, 2006).

3.2.2.7 Identificação de *Candida albicans*

A. Morfologia das colónias

As colónias de *C.albicans* apresentavam uma cor cremosa suave, com um odor a levedura e tipicamente de tamanho médio (1,5-2 mm) de diâmetro, que mais tarde se transformaram em colónias maiores, convexas e esbranquiçadas, após cerca de 2 dias (Webb *et al.*, 1998).

B. Coloração de Gram

Utilizou-se o mesmo procedimento descrito para o *Streptococcus mutans*, tendo o *C. albicans* aparecido como uma pequena célula de levedura Gram-positiva oval ou em brotamento.

C. Formação dos tubos germinativos

Inóculos muito pequenos de colónias isoladas foram suspensos em 0,5 ml de soro humano normal. Os tubos inoculados foram incubados a 37°C durante 3 horas. Após a incubação, uma gota da suspensão de levedura foi colocada numa lâmina microscópica limpa coberta com uma lamela e examinada sob ampliação de baixa potência para detetar a presença de tubo germinativo. A produção de tubos germinativos é caraterística da *Candida albicans* (Milne *et al.,* 1996).

D- Identificação de *Candida albicans* pelo sistema Rapid Yeast Plus

O sistema Rapid Yeast Plus possui várias cavidades de reação moldadas na periferia de um tabuleiro de plástico descartável. As cavidades de reação contêm reacções desidratadas e o tabuleiro permite a inoculação simultânea de cada cavidade com uma quantidade pré-determinada de inóculo (Heelan *et al.*,1998) .

1.1.1.8 Purificação e manutenção de *Candida albicans*

Uma única colónia de *C. albicans* foi transferida para 10 ml de caldo estéril de infusão de cérebro e coração (BHI) e depois incubada durante 24 horas aerobicamente a 37°C. A pureza dos isolados foi verificada por re-inoculação de 0,1 ml de caldo de cultura BHI em SDA. As placas foram incubadas aerobicamente durante 48 horas a 37 °C. Em seguida, uma colónia de cada isolado foi transferida para 10 ml de caldo BHI estéril e incubada durante 24 horas aerobicamente a 37 °C (Nolte, 1982).

1.1.1.9 Ativação de *Candida albicans*

Os inóculos de *C. albicans* foram activados pela adição de 0,1 ml de caldo de cultura puro a 10 ml de caldo BHI, seguida de incubação durante 18 horas a 37°C (Holbrook e Beighton, 1986).

3.2.3 Caracterização de nanopartículas de óxido de zinco

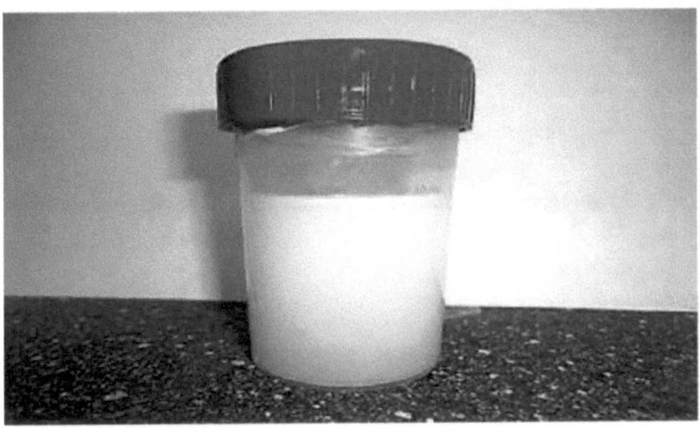

Figura (3-3): Solução de nanopartículas de óxido de zinco (solução de reserva na concentração de 5,8 mg/ml).

Nanopartículas de óxido de zinco fornecidas pelo Ministério das Ciências e da Tecnologia, com a concentração de 5,8 mg/ml para a solução de reserva e o tamanho das partículas >50 nm, tratadas pelo método sol gel. A partir da solução de reserva, efectuamos concentrações diferentes utilizando uma diluição baixa (N1V1= N2V2). Para confirmar a atividade da solução de nanopartículas de óxido de zinco, efectuamos os espectros UV-Vis das NPs de ZnO, que são apresentados na Figura (3-4). O pico de absorção das NPs de ZnO preparadas foi encontrado em cerca de 400-500nm.

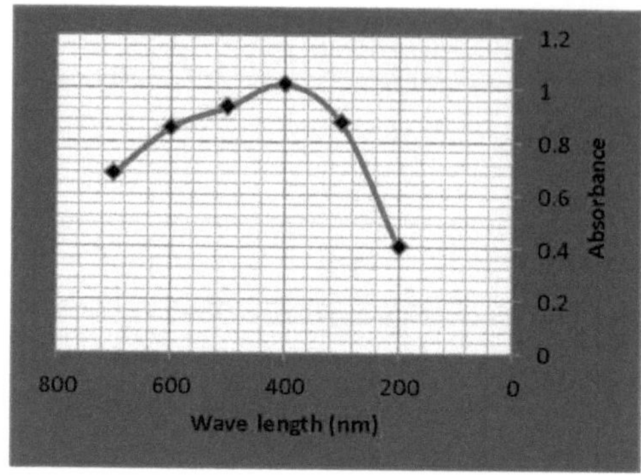

Figura (3-4): Espectros UV-Vis das NPs de ZnO

3.2.4 .11 Experiências in vitro

A. Determinação da sensibilidade de *Streptococcus mutans* a diferentes concentrações de solução de NPs de ZnO e água desionizada:

Os inóculos bacterianos utilizados foram preparados adicionando algumas colónias puras de *Streptococcus mutans* a 10 ml de caldo estéril de infusão de coração de cérebro (pH 7,0), depois incubados aerobicamente durante 18 horas a 37°C (El-Samarrai, 2001). O método de difusão em disco foi utilizado para testar a suscetibilidade antibacteriana a ZnO NPs. Foram aplicadas placas descartáveis contendo ágar Muller-Hinton inoculado para estudar os efeitos antibacterianos de diferentes concentrações de nanopartículas de óxido de zinco (0,01, 0,05, 0,1, 0,5, 1, 3 e 5,8) mg/ml em comparação com água desionizada como controlo negativo em meio Mueller Hinton Agar (MHA). Estas experiências foram efectuadas em 48 isolados de *Streptococcus mutans*.

B. Determinação da sensibilidade da *Candida albicans* a diferentes concentrações de NPs de ZnO e água desionizada

Os inóculos fúngicos utilizados foram preparados adicionando algumas colónias puras de *Candida albicans* a 10 ml de caldo estéril de infusão de coração de cérebro (pH 7,0), sendo depois incubados aerobicamente durante 18 horas a 37°C.

O método de difusão em disco foi utilizado como teste de suscetibilidade antifúngica. Foram aplicadas placas descartáveis contendo ágar Muller-Hinton inoculado para estudar os efeitos antibacterianos de diferentes concentrações de nanopartículas de óxido de zinco (0,01, 0,05, 0,1, 0,5, 1, 3 e 5,8) mg/ml em comparação com água desionizada como controlo negativo em meio Mueller Hinton Agar (MHA). Estas experiências foram efectuadas em 48 isolados de *Candida albicans*.

A sensibilidade de *Streptococcus mutans* e *Candida albicans* às NPs de ZnO

1. Verteu-se um volume de 25 ml de MHA (pH 7) em placas de Petri estéreis, deixadas à temperatura ambiente durante 24 horas.

2. Em cada placa, espalhou-se 0,1 ml de inóculo ativado *de Streptococcus mutans* ou *Candida albicans* e deixou-se à temperatura ambiente durante 20 minutos.

3. Foram preparados oito papéis de filtro (wattman n.º 1) de igual tamanho (7 mm de diâmetro); cada filtro foi impregnado com 40 µl de NPs de ZnO com diferentes concentrações (0,01, 0,05, 0,1, 0,5, 1,0, 3,0, 5,8 mg/ml e água desionizada), respetivamente, e colocado em cada placa de ágar.

4. As placas foram deixadas à temperatura ambiente durante 1 hora e, em seguida, incubadas anaerobicamente para *S. mutans* e aerobicamente para *C. albicans* durante 24 horas a 37°C. A zona de inibição, que aparece como uma zona clara de inibição (sem crescimento da bactéria) à volta do disco, foi medida ao longo do diâmetro de cada papel de filtro utilizando uma régua. A ausência de zona de inibição indica uma resistência completa de *Streprococcus mutans* ou *Candida albicans* aos agentes.

3.3 Trabalho bioquímico

3.3.1 Recolha de amostras de saliva

Foi recolhida saliva total não estimulada (em repouso) dos mesmos alunos da saliva estimulada, em condições de repouso, entre as 8.0 e as 11.0 horas da manhã. Foi pedido aos alunos que lavassem a boca com água, gerassem saliva na boca e cuspissem para um tubo de ensaio largo. O período de recolha foi de vinte minutos. Após a recolha, a saliva foi centrifugada a (2000 rpm) durante 10 minutos. O sobrenadante resultante foi armazenado a - 20 °C em tubos de polietileno até à realização do ensaio.

3.3.2 Determinação da atividade da peroxidase salivar total

Princípio do método

A atividade da peroxidase salivar foi determinada por um método colorimétrico. Foi utilizada uma grande variedade de dadores de hidrogénio nos sistemas de ensaio da peroxidase. Neste estudo, foi adotado um ensaio melhorado, utilizando a 4-aminoantipirina como dador de hidrogénio (Trinder, 1966). A atividade é determinada medindo o aumento da absorvância no comprimento de onda = 510 nm resultante da decomposição do peróxido de hidrogénio por tempo de incubação (ΔA/min).

3.3.3 Reagentes

1. Tampão de fosfato (0,2 M) pH 7,0

a- Dissolveu-se uma massa de 2,72 g de KH_2PO_4 em 100 ml de água desionizada.

b- Dissolveu-se uma massa de 3,48 g de K2HPO4 em 100 ml de água desionizada. 60 ml da solução b são ajustados para pH 7,0 adicionando a quantidade apropriada da solução a 2. Peróxido de hidrogénio (0,0017 M)

Esta solução foi preparada diluindo 1 ml de peróxido de hidrogénio a 30% em 100 ml de água desionizada; procedeu-se a uma nova diluição em que 1 ml foi diluído para 50 ml com tampão de fosfato de potássio (0,2M) (pH 7,0). Esta solução foi preparada diariamente.

3. 4-Aminoantipirina (0,0025 M) com fenol (0,17 M)

Esta solução foi preparada dissolvendo 0,810 g de fenol em 40 ml de água desionizada e, em seguida, foram adicionados 0,025 g de 4-aminoantipirina e diluídos para um volume final de 50 ml com água desionizada. Esta solução deve ser conservada num frasco castanho.

3.3.4 Procedimento para a determinação da atividade da TSP (Trinder, 1966)

1- As seguintes soluções foram pipetadas para um tubo de ensaio:

Solução	Tubo de ensaio
Solução de fenol / 4-aminoantipirina	1,4 ml
Peróxido de hidrogénio 0,0017M	1,5 ml

2- O tubo de ensaio foi incubado a 25C° durante 3-4 min. para obter o equilíbrio da temperatura.

3-A reação foi iniciada pela adição de (0,1 ml) da amostra (saliva), com agitação. O aumento da absorvância no comprimento de onda $\lambda = 510$ nm, foi registado durante 5 minutos, para obter $\Delta A/min$.

1.1 .5 Cálculos da atividade enzimática da TSP

A diferença de absorção por unidade de tempo ($\Delta A/min$) foi calculada, uma vez que ΔA é a diferença de absorvância entre o tempo zero e 5 minutos. Uma unidade representa a decomposição de uma μmole de peróxido de hidrogénio por min. a 25 ° C e pH = 7 sob as condições especificadas de acordo com esta equação (Daoud, 2008):

$$\text{Peroxidase activity } U/L = \frac{\Delta A/min}{\varepsilon} * \frac{Vt}{Vs} * 10^{6}$$

Onde:-

Vt = volume total (3 ml)

Vs = volume da amostra (0,1 ml)

$\Delta A/min$ = (Abs.a 5 min - Abs. no tempo zero)/tempo de incubação (5min.) ε = Coeficiente de extinção do fenol (50.000 L/mol/cm) U/L = μmol / minuto /litro de amostra

1.2 .6 Efeito das NPs de ZnO na atividade da enzima peroxidase salivar total

Uma solução de reserva (5,8 mg/ml) de concentração de nanopartículas de óxido de zinco. A concentração das nanopartículas é preparada por diluição com saliva utilizando a solução de reserva. A atividade total da peroxidase salivar é medida na saliva humana utilizando o mesmo método, substituindo o rácio de 100% de saliva para o controlo por um rácio de 70% de saliva e 30% de solução de NPs de ZnO apenas a partir da solução de reserva. Assim, a concentração final da solução de NPs de ZnO passou a ser a seguinte:

5.8 mg/ml * 70/100 = 4,06 mg/ml Enquanto que para a diluição em água desionizada utilizamos 70% de saliva e 30% de água desionizada.

5.9 Estudo-piloto

Foi efectuado um estudo-piloto relativo aos procedimentos laboratoriais para esclarecer, tanto quanto possível, as limitações e os problemas que poderiam ser enfrentados durante o estudo, tendo sido testados os consumíveis e o tempo necessário em duas amostras de saliva.

A cultura microbiana foi verificada em diferentes diluições (10^{-2}, 10^{-3}, 10^{-4}, $10^{(-8)}$)) de NPs de ZnO e a diluição adequada foi selecionada para ter a melhor concentração para o isolamento de *Streptococcus mutans* e *Candida albicans* na superfície do ágar. Foi utilizada a forma correta de preparar diferentes meios de cultura, bem como de identificar os procedimentos que tinham sido praticados para obter, tanto quanto possível, métodos normalizados, escolhendo também as concentrações adequadas da solução de nanopartículas de óxido de zinco, enquanto que para a atividade enzimática foram utilizadas cinco amostras para determinar o tempo exato e o procedimento para a atividade enzimática.

5.10 Análise estatística

O tratamento e a análise dos dados foram efectuados com recurso ao programa SPSS, versão 14, que fornece o seguinte:-

1- Teste de Kolmogorov-Smirnov para testar a normalidade.

2-Cálculo e apresentação dos parâmetros estatísticos: Mediana, Média, desvio padrão, mínimo, máximo e intervalo interquartil das variáveis do estudo.

3- Teste H de Kruskal-wallis para testar as diferenças significativas entre as médias dos diferentes grupos.

4- Teste U de Mann-whitney para mostrar a significância entre cada um dos dois grupos após o teste H de Kruskal-wallis.

5-Para todos os testes acima mencionados, a análise foi aceite com P <0,05, como limite de significância.

Capítulo IV

Resultados

4.1 Identificação de *Streptococcus mutans*

A identificação de *Streptococcus mutans* foi efectuada em 3 fases

4.1.1 Morfologia das colónias

Nas placas de ágar MSB seletivo, as colónias *de Streptococcus mutans* apareceram com uma cor azul clara, com cerca de (1-2 mm) de diâmetro, de forma esférica ou ovoide com uma superfície elevada ou convexa, bem aderidas à superfície do ágar (Figura 4-1). Algumas colónias de *Streptococcus mutans* apareceram como colónias irregulares com um aspeto de superfície rugosa ou de vidro fosco (colónias rugosas) (Figura 4-2). Enquanto outras apareceram com colónias de superfície lisa (colónias lisas) (Figura 4-3). A maioria das colónias *de Streptococcus mutans* apresentava uma depressão no centro da colónia que continha uma gota de polissacárido (Figura 4-4) ou, por vezes, toda a colónia estava submersa numa poça de polissacárido (Figura 4-5).

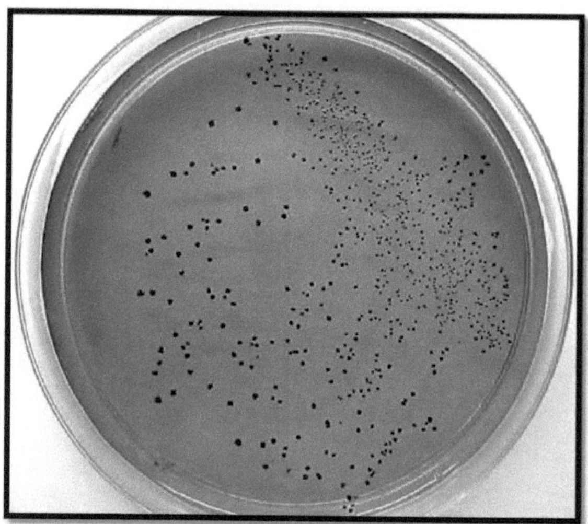

Figura (4-1): *Streptococcus mutans* em MSBA.

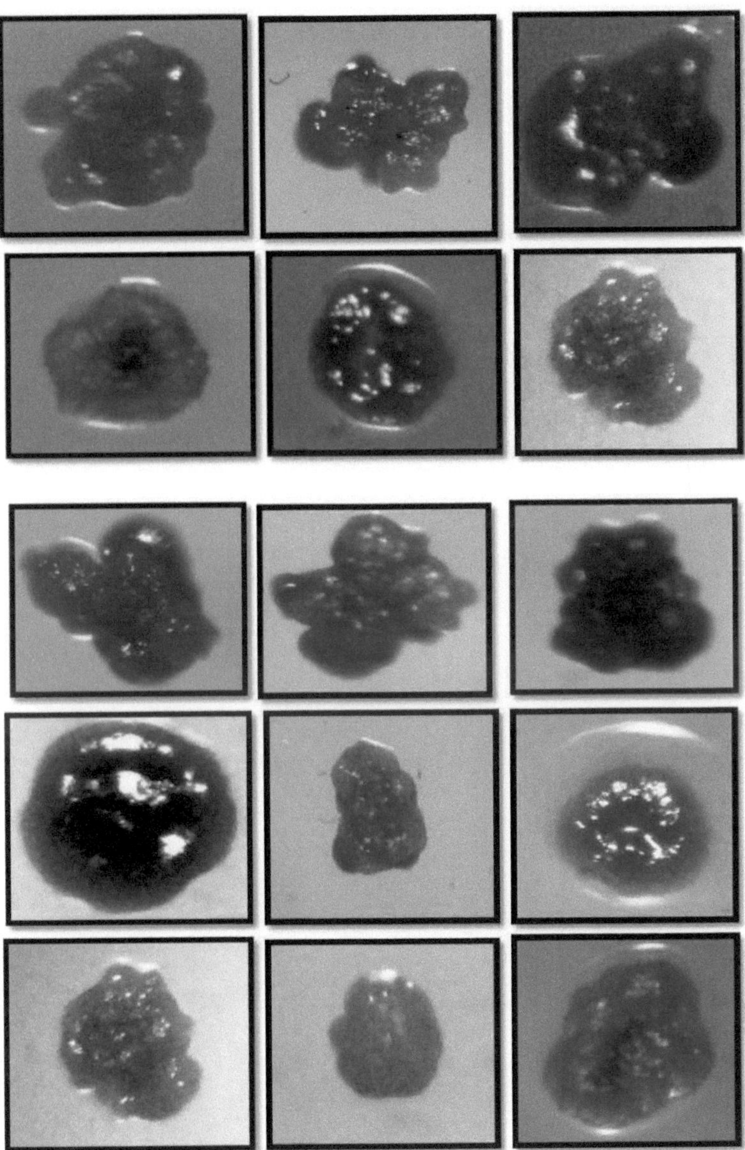

Figura (4-2): Tipos de colónias rugosas de *Streptococcus mutans* em MSBA.

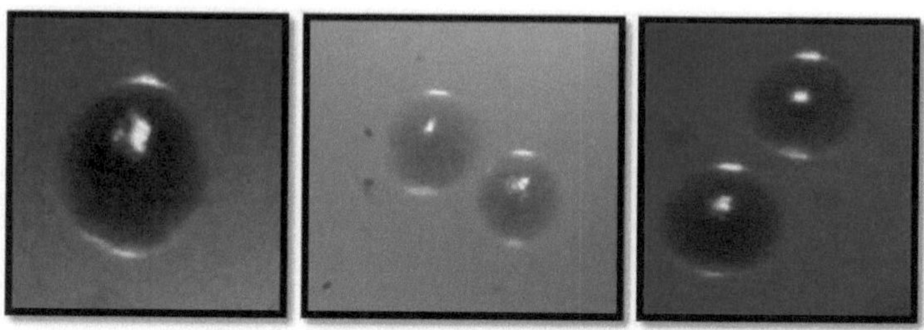

Figura (4-3): Tipos de colónias lisas de *Streptococcus mutans* em MSBA.

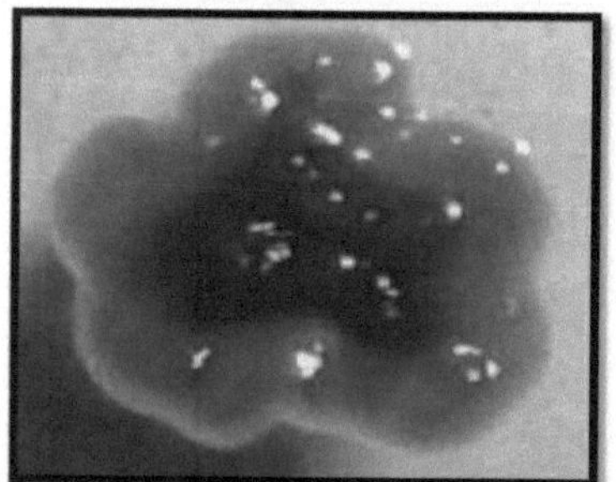

Figura (4-4): Uma colónia típica de *Streptococcus mutans* mostra uma deprressão no centro da colónia.

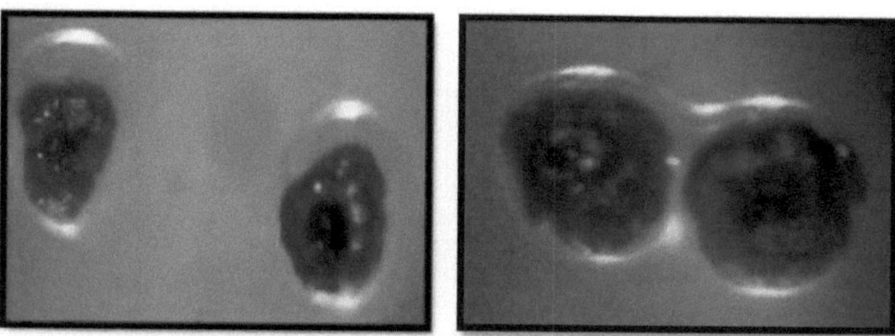

Figura (4-5): Colónia inteira de *Streptococcus mutans* submersa numa poça de polissacárido.

4.1.2 Exame Microscópico

O exame microscópico mostrou que as células *de Streptococcus mutans* eram Gram positivas, de forma esférica ou ovoide, dispostas em cadeias curtas ou médias que não formavam esporos (Figura 4-6).

Além disso, *os Streptococcus mutans* não eram móveis quando a sua motilidade era examinada ao microscópio por esfregaço direto.

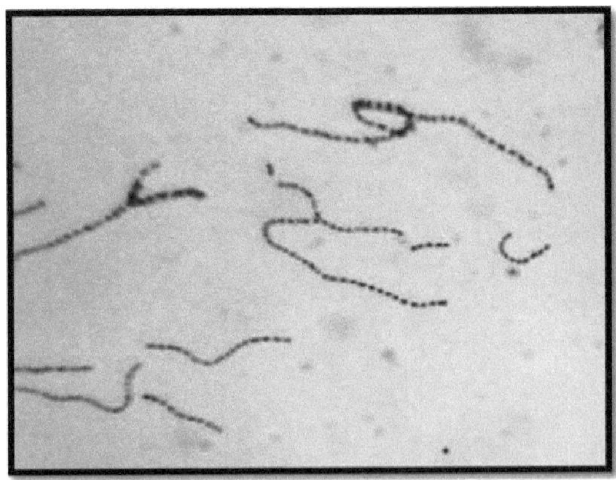

Figura (4-6): Coloração de Gram de células *de Streptococcus mutans* mostrando a coloração Gram positiva (ampliação de 100x).

4.1.3 Testes bioquímicos

4.1.3.1 Teste da catalase

As colónias *de Streptococcus mutans* eram todas negativas para a catalase (Figura 4-7). Como não se produziram bolhas de gás com H_2O_2.

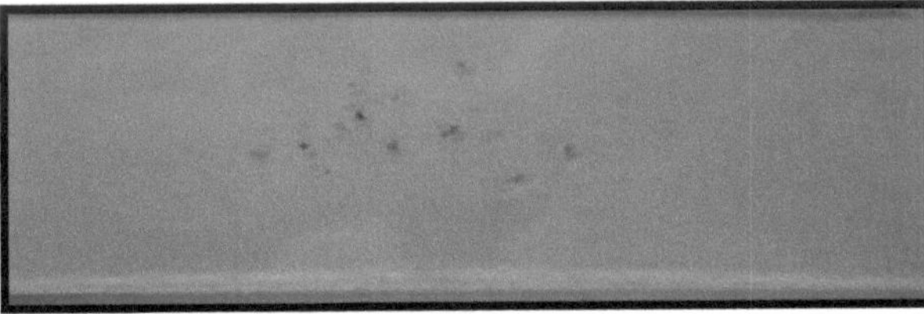

Figura (4-7) Resultado negativo do teste da catalase para *Streptococcus mutans*.

4.1.3.2 Teste do manitol

Todas as colónias de *Streptococcus mutans* têm a capacidade de fermentar o manitol. Uma reação positiva indicada pela mudança de cor de vermelho para amarelo pela formação de ácido após incubação durante 48 horas (Figura 4-8).

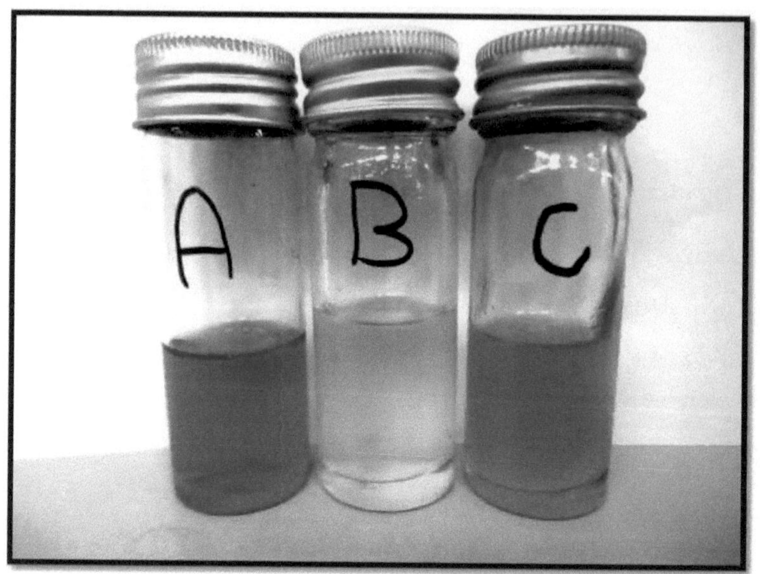

Figura (4-8): Teste de fermentação de manitol de *Streptococcus mutans*.

A: Tubo de controlo positivo (ágar e bactérias sem manitol).

B: Tubo de estudo (ágar e manitol inoculados com *Streptococcus mutans*).

C: Tubo de controlo negativo (ágar e manitol sem bactérias).

4.1.3.3 Identificação de *Streptococcus mutans* por API 20 strep

A reação foi lida de acordo com a tabela de leitura e a identificação foi obtida por referência ao índice do perfil analítico. A fermentação de hidratos de carbono foi detectada por alteração do pH, sendo os resultados apresentados na (Figura 4-9). Os resultados de acordo com a tira API 20 strep durante 24 horas a 37°C em condições aeróbias de *Streptococcus mutans* são explicados na Tabela (4-1).

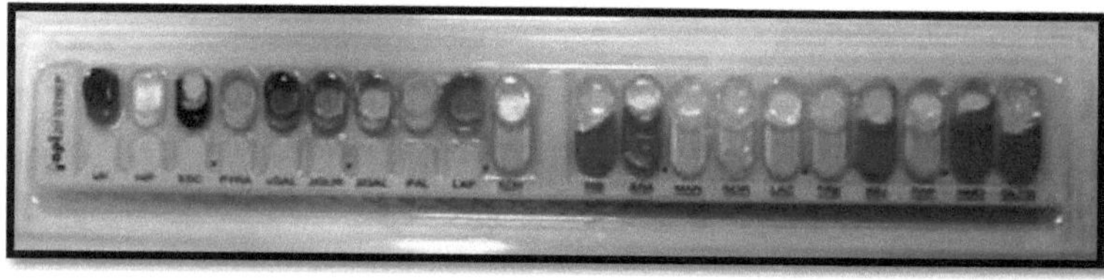

A

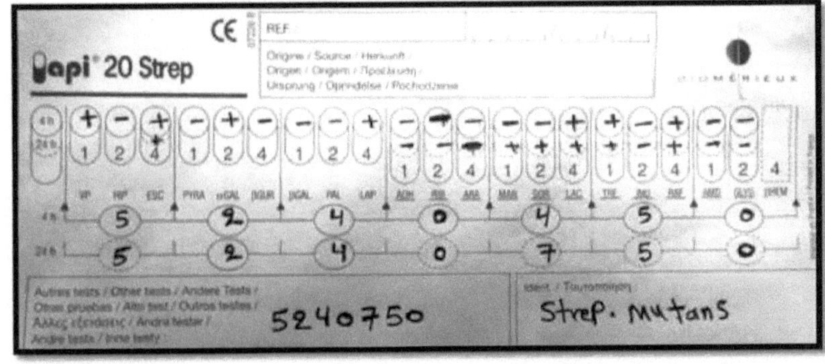

B

Figura (4-9): Identificação bioquímica do estreptococo API 20 :

A- Teste positivo de *S.mutans*.

8-   Identificação de *Streptococus mutans* por API 20 Strep.

Quadro (4- 1): Resultados da tira API 20 strep durante 24 horas de *Streptococcus mutans*.

Teste	Abreviatura	Resultado positivo de *S.mutans*
Fosfatase alcalina positiva.	PAL	
Alfa galactosidase.	α GAL	+
Arabinose.	ARA	
Arginina Dihidrolase.	ADH	
Beta galactosidase.	βGAL	
Beta Galcuronidase.	β GUR	
Esculina.	CES	+
Glicogénio.	GLYG	
Hippurate.	HIP	
Inulina.	INU	+
Lactose.	LAC	+
Leucina Arylamidase.	LAP	+

Manitol	HOMEM	+
Pirrolidona Arilamidase.	PYRA	
Raffinose.	RAF	+
Ribose.	RIB	
Sorbitol.	SOR	+
Amido.	AMD	
Trealose.	TRE	+
Vosges-Proskauer.	VP	+

4.2 Sensibilidade de *Streptococcus mutans* a diferentes concentrações de solução de nanopartículas de óxido de zinco e água desionizada

Verificou-se que o diâmetro das zonas de inibição da solução de nanopartículas de óxido de zinco (zona clara de inibição do crescimento de *Streptococcus mutans* à volta de cada papel de filtro) aumentava à medida que a concentração da solução aumentava. A solução de reserva de ZnO

As NPs iguais a 5,8 mg/ml apresentaram uma zona de inibição mais elevada em comparação com outras concentrações. A água desionizada e a concentração de (0,01) mg/ml não apresentaram zona de inibição (Figura 4-10).

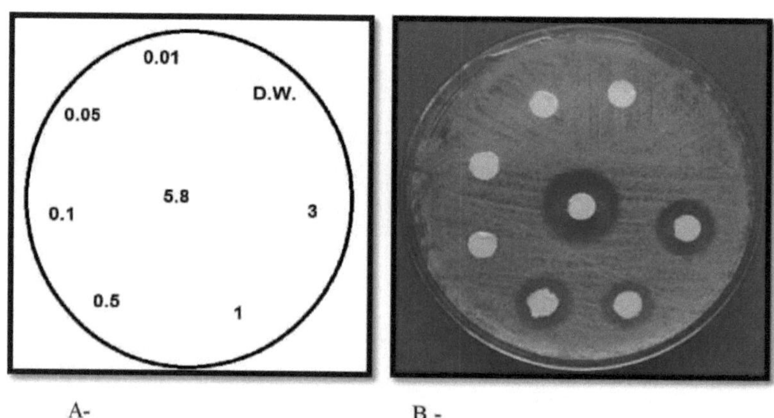

Figura (4-10) Sensibilidade de *Streptococcus mutans* a diferentes concentrações de NPs de ZnO.

A- Diagrama representando diferentes concentrações de NPs de ZnO em mg/ml, e D.W .

B- Zona de inibição de diferentes concentrações de solução de NPs de ZnO de *S.mutans* em ágar MHA.

4.3   Testes de análise estatística para a zona de inibição de NPs de ZnO em *Streptococcus mutans*

Todos os dados para a zona de inibição para todos os grupos de concentrações de NPs de ZnO não são normalmente distribuídos sig. < 0,05 pelo teste de Kolmogorov-Smirnov (Tabela 4-2). Por conseguinte, os testes utilizados são não paramétricos.

Tabela (4-2) Teste de normalidade (b,c).

Teste de Kolmogorov-Smirnov (a)

I.Zonas	Grupos	Sig.
	0.05	.000
	0.1	.000
	0.5	.000
	1	.000
	3	.000
	5.8	.001

uma correção de significância de Lilliefors

b I.Zonas é constante quando Grupos = 0,01 mg/ml Foi omitido. c I.Zonas é constante quando Grupos = D.W Foi omitido.

A estatística descritiva para as zonas de inibição é utilizada para examinar as diferenças entre as diferentes concentrações de NPs de ZnO (0,01, 0,05, 0,1, 0,5, 1, 3, 5.8) mg/ml com água desionizada para formar oito grupos respetivamente (Tabela 4-3), cada grupo consiste em 48 testes para a mesma concentração e a média das zonas de inibição medidas em mm com o papel de filtro incluído nas medições, por isso quando não há zona de inibição medimos apenas o papel de filtro que é igual a 7 mm e referimo-nos a ele na Tabela (4-3), além disso a Figura (4-11) mostra a média e SD das zonas de inibição para diferentes concentrações de NPs de ZnO e água desionizada em *S.mutans*.

Tabela (4-3): Estatística Descritiva das Zonas de Inibição das NPs de ZnO e da Água Desionizada sobre *S.mutans*.

Grupos	Não.	Mediana	Média	SD	Min.	Máximo.	Gama Interqua r-tile
0.01	48	7.00	7.00	0.00	7.00	7.00	0.00

0.05	48	7.00	7.02	0.14	7.00	8.00	0.00
0.1	48	8.00	7.86	0.57	7.00	9.00	0.50
0.5	48	11.00	11.06	0.86	9.00	12.00	2.00
1	48	14.00	14.13	1.06	12.00	16.00	2.00
3	48	18.00	17.98	1.36	15.00	20.00	2.00
5.8	48	24.00	23.58	1.89	20.00	27.00	3.00
D.W	48	7.00	7.00	0.00	7.00	7.00	0.00

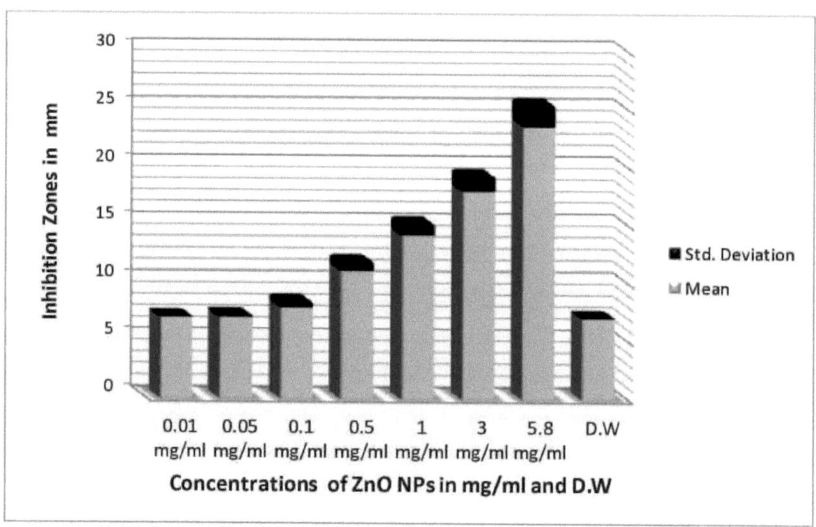

Figura (4-11): Efeito das NPs de ZnO em *S. mutans*

Os testes estatísticos não paramétricos Kruskal-Wallis H e Mann-Whitney U foram utilizados para analisar os grupos (concentrações de NPs de ZnO). Os resultados do teste de Kruskal-Wallis mostraram diferenças altamente significativas entre todos os grupos p<0,01 (Tabela 4-4).

Tabela (4-4): Zonas de inibição de *Streptococcus mutans* a diferentes concentrações de NPs de ZnO.

	Grupos	Conc. De NPs de	N	Classificação	Teste de Kruskal

		ZnO		média	Wallis
I.Zonas	1	(0,01 mg/ml)	48	77.00	
	2	(0,05 mg/ml)	48	78.98	Qui-quadrado 372.110
	3	(0,1 mg/ml)	48	153.07	df= 7
	4	(0,5 mg/ml)	48	217.01	P < 0.01
	5	(1 mg/ml)	48	264.63	HS
	6	(3 mg/ml)	48	312.03	
	7	(5,8 mg/ml)	48	360.28	
	8	D.W	48	77.00	

Foi efectuada uma análise adicional utilizando um teste U de Mann-Whitney (Tabela 4-5) para determinar qual dos oito grupos de NPs de ZnO era diferente dos outros grupos. Os resultados do teste U de Mann-Whitney para (0,01 e 0,05) mg/ml com outros grupos não mostraram diferenças significativas apenas entre (0,01 e 0,05) mg/ml P> 0,05 enquanto as outras diferenças são altamente significativas entre outros grupos em comparação com (0,01 e 0,05 mg/ml).

Tabela (4-5): Teste U de Mann-whitney das zonas de inibição de *S.mutans* a diferentes cons. De NPs de ZnO.

Grupos	Mediana	Classificação média	Valor U	Valor Z	Valor P	Sig.
0.01	7.00	48.00	1128.00	1.00	0.317	NS
0.05	7.00	49.00				
0.01	7.00	29.50	240.00	7.69	< 0.01	HS
0.1	8.00	67.50				
0.01	7.00	24.50	0.00	9.10	< 0.01	HS
0.5	11.00	72.50				
0.01	7.00	24.50	0.00	9.08	< 0.01	HS
1	14.00	72.50				
0.01	7.00	24.50	0.00	9.06	< 0.01	HS

Grupos	Mediana	Classificação média	Valor U	Valor Z	Valor P	Sig.
3	18.00	72.50				
0.01	7.00	24.50	0.00	9.04	< 0.01	HS
5.8	24.00	72.50				
0.05	7.00	29.98	263.00	7.46	< 0.01	HS
0.1	8.00	67.02				
0.05	7.00	24.50	0.00	9.06	< 0.01	HS
0.5	11.00	72.50				
0.05	7.00	24.50	0.00	9.04	< 0.01	HS
1	14.00	72.50				
0.05	7.00	24.50	0.00	9.02	< 0.01	HS
3	18.00	72.50				
0.05	7.00	24.50	0.00	9.00	< 0.01	HS
5.8	24.00	72.50				

Os outros resultados do teste U de Mann-whitney para os grupos (0,1 , 0,5, 1 , 3 e 5,8 mg/ml) com outros grupos mostraram diferenças altamente significativas entre cada grupo P< 0,01 (Quadro 4-6).

Tabela (4-6): Teste U de Mann-whitney das zonas de inibição de *S.mutans*.

Grupos	Mediana	Classificação média	Valor U	Valor Z	Valor P	Sig.
0.1	8.00	24.55	2.50	8.60	< 0.01	HS
0.5	11.00	72.45				
0.1	8.00	24.50	0.00	8.60	< 0.01	HS
1	14.00	72.50				
0.1	8.00	24.50	0.00	8.58	< 0.01	HS
3	18.00	72.50				
0.1	8.00	24.50	0.00	8.60	< 0.01	HS
5.8	24.00	72.50				
0.5	11.00	25.06	27.00	8.36	< 0.01	HS

1	14.00	71.94				
0.5	11.00	24.50	0.00	8.53	< 0.01	HS
3	18.00	72.50				
0.5	11.00	24.50	0.00	8.52	< 0.01	HS
5.8	24.00	72.50				
1	14.00	25.19	33.00	8.29	< 0.01	HS
3	18.00	71.81				
1	14.00	24.50	0.00	8.50	< 0.01	HS
5.8	24.00	72.50				
3	18.00	24.72	10.50	8.41	< 0.01	HS
5.8	24.00	72.28				

Os resultados do teste U de Mann-whitney para a água desionizada com outros grupos mostraram diferenças altamente significativas entre os grupos (0,1 , 0,5 , 1 , 3 e 5,8) P< 0,01 (Tabela 4-6), enquanto não foram observadas diferenças significativas entre 0,01 e 0,05 com a água desionizada (Tabela 4-7).

Tabela (4-7): Teste U de Mann-whitney das zonas de inibição de *S.mutans*.

Grupos	Mediana	Classificação média	Valor U	Valor Z	Valor P	Sig.
0.01	7.00	48.50	1152.00	0.00	1.00	NS
D.W	7.00	48.50				
0.05	7.00	49.00	1128.00	1.00	0.317	NS
D.W	7.00	48.00				
0.1	8.00	67.50	240.00	7.69	< 0.01	HS
D.W	7.00	29.50				
0.5	11.00	72.50	0.00	9.10	< 0.01	HS
D.W	7.00	24.50				
1	14.00	72.50	0.00	9.08	< 0.01	HS

D.W	7.00	24.50				
3	18.00	72.50	0.00	9.06	< 0.01	HS
D.W	7.00	24.50				
5.8	24.00	72.50	0.00	9.04	< 0.01	HS
D.W	7.00	24.50				

4.4 Identificação de *Candida albicans*

1.1.1 Morfologia das colónias

As colónias de *C.albicans* eram lisas, de cor cremosa, com odor a levedura e, tipicamente, de tamanho médio (1,5-2 mm) de diâmetro, e no espaço de 2 dias transformam-se em grandes colónias convexas e esbranquiçadas (Figura 4-12).

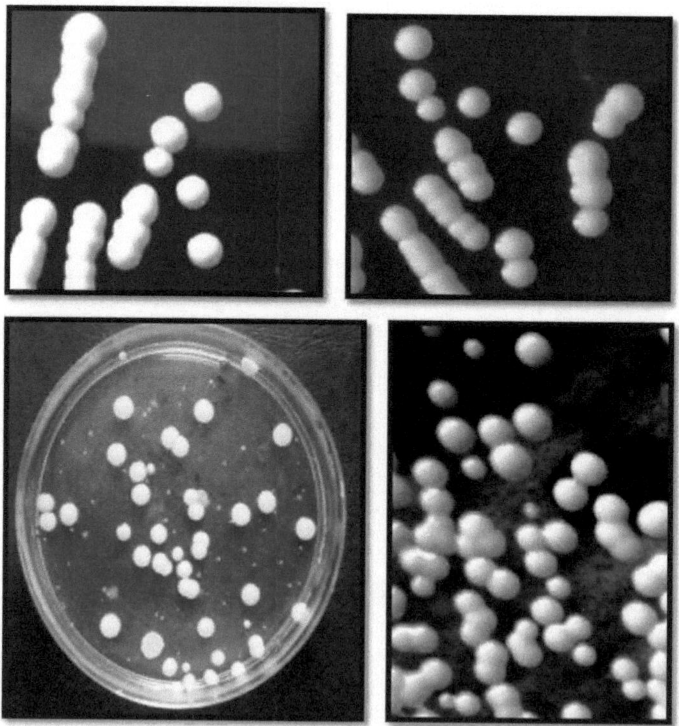

Figura (4-12): Colónias de *C. albicans* em SDA (ampliações de 15 x).

1.1.2 Exame microscópico

A lâmina foi examinada ao microscópio de luz, as células de levedura arredondadas ou ovais eram

Gram positivas (teste de coloração de Gram) (Figura 4-13).

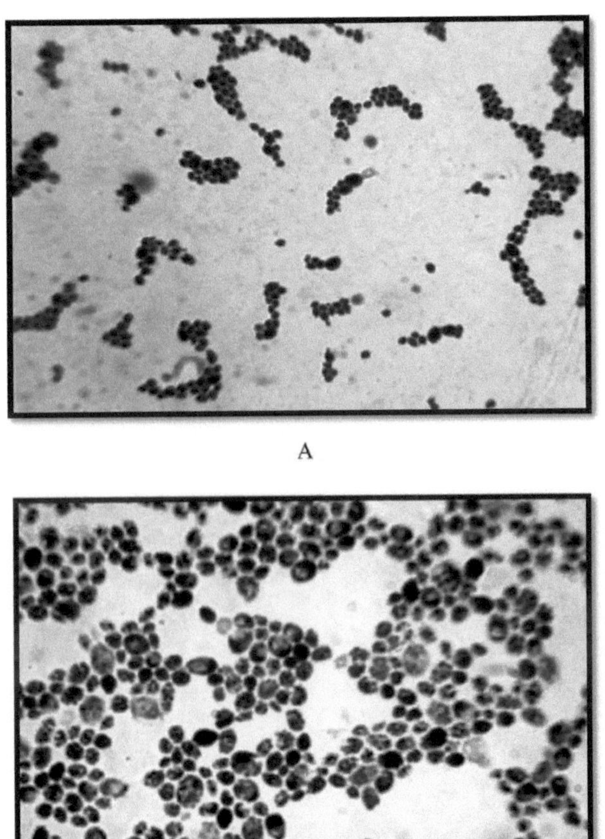

A

B

Figura (4-13): Coloração de Gram de *C. albicans* mostrando manchas Gram positivas :

A - Aumento de 40 x .

B - Ampliação de 100 x.

1.1.3 Formação de tubos germinativos

Todos os isolados de *Candida albicans* ao microscópio de luz (ampliação de 100 x) mostram a presença de tubos germinativos, que é uma caraterística da *C.albicans* (Figura 4-14).

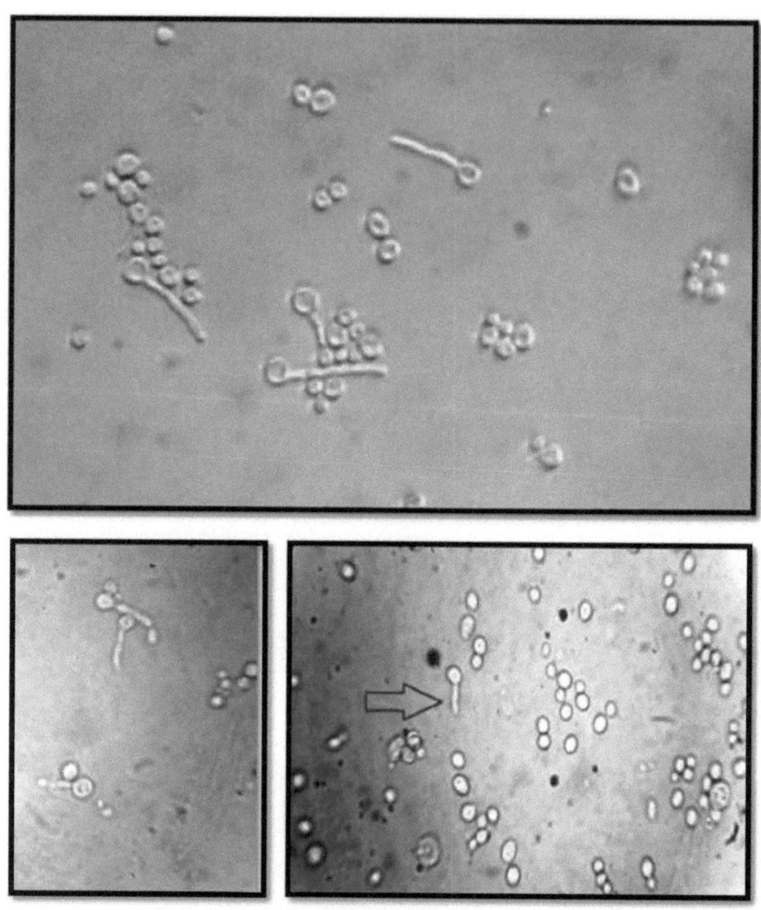

Figura (4-14): Diferentes formas do tubo germinativo de *C. albicans*.

1.1.4 RapID Yeast Plus System para identificação de *Candida albicans*:

O gráfico diferencial do sistema RapID Yeast Plus ilustra os resultados esperados para *Candida albicans*. Tabela (4-8) após incubação a 30°C na incubadora durante 4 horas (Figura 4-15).

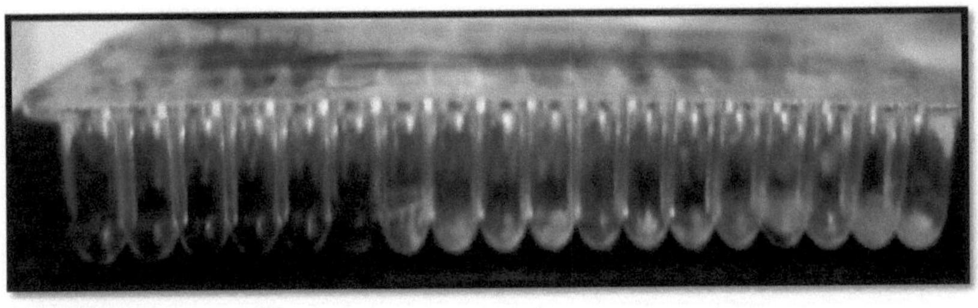

A

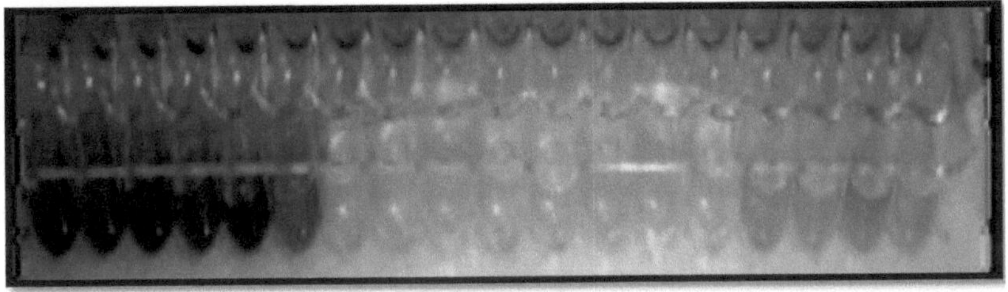

B

Figura (4-15) Identificação bioquímica do sistema RapID Yeast Plus para identificação de *Candida albicans*

Controlo A

B-Teste positivo para *Candida albicans*

Quadro (4-8): Resultados do sistema RapID Yeast Plus para a identificação de *Candida albicans*.

Teste	Abreviaturas	Resultado positivo de *C.albicans*
Glicose	GLU	+
Maltose	MAL	+
Sacarose	SUC	
Trealose	TRE	
Rafinose	RAF	
Éster de ácido gordo	LIP	
ρ-Nitrofenil-N-acetil-β,D galactosaminida	NAGA	+
ρ-Nitrofenil-α, D-glucósido	αGLU	+

ρ-Nitrofenil-β, D-glucósido	βGLU	
ρ-Nitrofenil-β, D-galactósido	ONPG	
ρ-Nitrofenil-α,D- galactosídeo	αGAL	
ρ-Nitrofenil-β, D-ficosídeo	βFUC	
Fosfato de p-nitrofenilo	PHS	V
P-Nitrofenilfosforilcolina	PCHO	
Ureia	URE	
Prolina-β-naftilamida	PRO	+
Histidina β-naftilamida	HiST	V
Leucil-glicina naftilamida	LGY	V

+,positivo; -,negativo; V,variável

4.5   Sensibilidade da *Candida albicans* a diferentes concentrações de solução de NPs de ZnO e água desionizada. O diâmetro das zonas de inibição para a solução de nanopartículas de óxido de zinco (zona clara de não crescimento para a *Candida albicans* em torno de cada papel de filtro) aumentou à medida que a concentração da solução aumentou.

A solução de reserva de NPs de ZnO, que é igual a 5,8 mg/ml, mostrou uma zona de inibição mais elevada em comparação com outras concentrações. A água desionizada não apresentou zona de inibição (Figura 4-15).

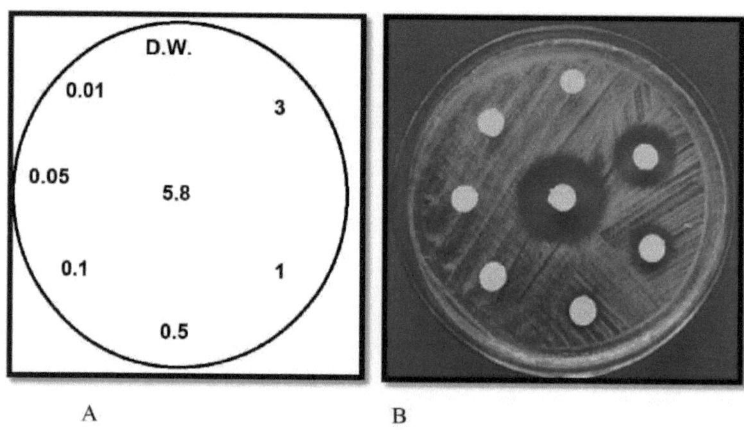

Figura (4-16): Sensibilidade de *C. albicans* a diferentes concentrações de ZnONPs.

A- Diagrama das concentrações de NPs de ZnO em mg/ml.

B- Zona de inibição de diferentes concentrações de solução de NPs de ZnO em *Candida albicans*.

4.6   Testes de análise estatística para a zona de inibição de NPs de ZnO em *Candida albicans*

Todos os dados para a zona de inibição para todos os grupos de concentrações de NPs de ZnO (exceto 5,8) não são normalmente distribuídos (sig. < 0,05) pelo teste de normalidade de Kolmogorov-Smirnov (Tabela 4-9). Por conseguinte, os testes utilizados são não paramétricos.

Tabela (4-9) Teste de normalidade (b)

Teste de Kolmogorov-Smirnov (a)		
I.Zonas	Grupos	Sig.
	0.01	.000
	0.05	.000
	0.1	.001
	0.5	.005
	1	.000
	3	.000
	5.8	**.020**

uma correção de significância de Lilliefors

b I.Zonas é constante quando Grupos = D.W Foi omitido.

As estatísticas descritivas para as zonas de inibição são utilizadas para examinar as diferenças entre as diferentes concentrações de NPs de ZnO (0,01, 0,05, 0,1, 0,5, 1, 3, 5.8) mg/ml com água desionizada para formar oito grupos, respetivamente, na (Tabela 4-9) cada grupo consiste em 48 testes para a mesma concentração e a média das zonas de inibição medidas em mm, o que incluiu o diâmetro do papel de filtro nas medições. Assim, quando não há nenhuma zona de inibição, medimos apenas o diâmetro do papel de filtro, que é igual a 7 mm, e referimo-nos a ele na tabela (4-10), enquanto a figura (4-17) mostra apenas o valor médio e o valor SD das zonas de inibição para diferentes concentrações de NPs de ZnO e água desionizada em *C.albicans*.

Tabela (4-10): Estatística descritiva das zonas de inibição de NPs de ZnO e água desionizada em *C.albicans*.

Grupos	Não.	Mediana	Média	SD	Min.	Máximo.	Intervalo

							interquartílico
0,01 mg/ml	48	8.00	8.00	0.97	7.00	12.00	2.00
0,05 mg/ml	48	9.00	8.88	1.48	7.00	13.00	3.00
0.1 mg/ml	48	10.00	10.25	1.87	7.00	13.00	4.00
0.5 mg/ml	48	12.00	12.19	2.16	9.00	18.00	4.00
1 mg/ml	48	14.00	14.69	2.59	11.00	21.00	3.00
3 mg/ml	48	17.00	19.08	3.65	15.00	27.00	4.75
5,8 mg/ml	48	25.00	25.69	3.54	18.00	32.00	4.75
D.W	48	7.00	7.00	0.00	7.00	7.00	0.00

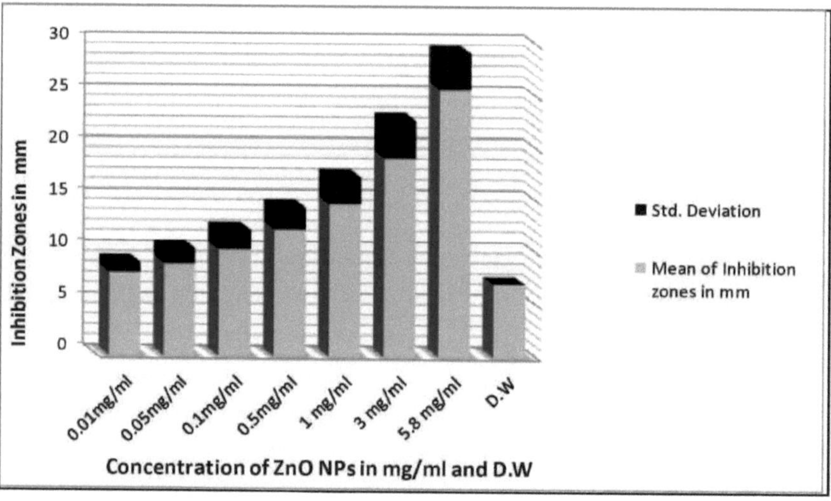

Figura (4-17): Efeito das NPs de ZnO na *Candida albicans*.

Os testes estatísticos não paramétricos Kruskal-Wallis H e Mann-Whitney U foram utilizados para analisar os grupos (concentrações de NPs de ZnO): Os resultados do teste de Kruskal-Wallis mostraram diferenças altamente significativas entre todos os grupos $p<0,01$ (Tabela 4-11).

Tabela (4-11): Zonas de inibição de *C.albicans* a diferentes concentrações de NPs de ZnO.

	Grupos	N	Classificação média	Kruskal- Wallis Teste H
I.Zonas	1	48	88.53	Qui-quadrado = 334,877 df= 7 P < 0,01 HS
	2	48	116.74	
	3	48	161.91	
	4	48	210.44	
	5	48	257.63	
	6	48	309.09	
	7	48	354.67	
	8	48	41.00	

Foi efectuada uma análise adicional utilizando um teste U de Mann-Whitney para determinar qual dos oito grupos de NPs de ZnO era diferente dos outros grupos. Os resultados do teste U de Mann-Whitney para (0,01 e 0,05) mg/ml com outros grupos mostraram P< 0,01 altamente significativo entre todos os grupos com (0,01 e 0,05 mg/ml) (Tabela 4-12).

Tabela (4-12): Teste U de Mann-whitney das zonas de inibição de *C.albicans*.

Grupos	Mediana	Classificação média	U Valor	Z Valor	P Valor	Sig.
0.01	8.00	39.67	728.00	3.22	< 0.01	HS
0.05	9.00	57.33				
0.01	8.00	32.41	379.50	5.80	< 0.01	HS
0.1	10.00	64.59				
0.01	8.00	25.36	41.50	8.22	< 0.01	HS
0.5	12.00	71.64				
0.01	8.00	24.59	4.50	8.49	< 0.01	HS
1	14.00	72.41				
0.01	8.00	24.50	0.00	8.53	< 0.01	HS

Grupos	Mediana	Média Classificação	U Valor	Z Valor	P Valor	Sig.
3	17.00	72.50				
0.01	8.00	24.50	0.00	8.51	< 0.01	HS
5.8	25.00	72.50				
0.05	9.00	38.23	659.00	3.67	< 0.01	HS
0.1	10.00	58.77				
0.05	9.00	29.32	231.50	6.85	< 0.01	HS
0.5	12.00	67.68				
0.05	9.00	24.85	17.00	8.38	< 0.01	HS
1	14.00	72.15				
0.05	9.00	24.50	0.00	8.51	< 0.01	HS
3	17.00	72.50				
0.05	9.00	24.50	0.00	8.50	< 0.01	HS
5.8	25.00	72.50				

Os outros resultados do teste U de Mann-whitney para os grupos(0,1 , 0,5, 1 , 3 e 5,8 mg/ml) com outros grupos mostraram diferenças altamente significativas entre cada grupo P< 0,01 (Quadro 4-13).

Tabela (4-13): Teste U de Mann-whitney das zonas de inibição de *C.albicans*.

Grupos	Mediana	Média Classificação	U Valor	Z Valor	P Valor	Sig.
0.1	10.00	37.48	623.00	3.93	< 0.01	HS
0.5	12.00	59.52				
0.1	10.00	27.56	147.00	7.44	< 0.01	HS
1	14.00	69.44				
0.1	10.00	24.50	0.00	8.49	< 0.01	HS
3	17.00	72.50				
0.1	10.00	24.50	0.00	8.47	< 0.01	HS
5.8	25.00	72.50				

Grupos	Mediana	Média Classificação	U Valor	Z Valor	P Valor	Sig.
0.5	12.00	35.79	542.00	4.52	< 0.01	HS
1	14.00	61.21				
0.5	12.00	25.80	62.50	8.03	< 0.01	HS
3	17.00	71.20				
0.5	12.00	24.51	0.50	8.46	< 0.01	HS
5.8	25.00	72.49				
1	14.00	32.07	363.50	5.81	< 0.01	HS
3	17.00	64.93				
1	14.00	24.85	17.00	8.35	< 0.01	HS
5.8	25.00	72.15				
3	17.00	29.97	262.50	6.56	< 0.01	HS
5.8	25.00	67.03				

Os resultados do teste U de Mann-whitney para a água desionizada com outros grupos mostraram diferenças altamente significativas entre todos os grupos (0,01 , 0,05 , 0,1 , 0,5 , 1 , 3 e 5,8) $P < 0,01$ (Tabela 4-14).

Tabela (4-14): Teste U de Mann-whitney das zonas de inibição de *C.albicans*.

Grupos	Mediana	Média Classificação	U Valor	Z Valor	P Valor	Sig.
0.01	8.00	64.50	384.00	6.76	< 0.01	HS
D.W	7.00	32.50				
0.05	9.00	65.00	360.00	6.88	< 0.01	HS
D.W	7.00	32.00				
0.1	10.00	71.50	48.00	8.76	< 0.01	HS
D.W	7.00	25.50				
0.5	12.00	72.50	0.00	9.04	< 0.01	HS
D.W	7.00	24.50				

1	14.00	72.50	0.00	9.05	< 0.01	HS
D.W	7.00	24.50				
3	17.00	72.50	0.00	9.06	< 0.01	HS
D.W	7.00	24.50				
5.8	25.00	72.50	0.00	9.04	< 0.01	HS
D.W	7.00	24.50				

4.7   Efeito das NPs de ZnO na atividade da enzima peroxidase salivar total:

A atividade da enzima peroxidase salivar total, que é medida em unidade/litro (U/L), foi inibida quando se adicionou água desionizada à saliva, mas quando se adicionaram NPs de ZnO a inibição aumentou em grande medida, como se mostra na estatística descritiva da enzima peroxidase salivar total apresentada na Tabela (3-16). Enquanto a Figura (4-18) mostra apenas os valores médios e SD da atividade enzimática para o controlo (apenas saliva), NPs de ZnO e água desionizada. Os três grupos são:

1-   Controlo (mediu a atividade da enzima apenas na saliva).

2-   - Água desionizada (mediu a atividade da enzima na saliva diluída em água desionizada na proporção de 70% de saliva e 30% de água desionizada).

3-   Nanopartículas de óxido de zinco (mediu-se a atividade da enzima na saliva diluída por NPs de ZnO numa proporção de 70% de saliva e 30% de NPs de ZnO apenas para a solução de reserva).

4.8   Testes de análise estatística para o efeito das NPs de ZnO na enzima peroxidase salivar total

Um dos grupos (Saliva + NPs de ZnO) para a atividade total da enzima peroxidase salivar não tem uma distribuição normal sig. < 0,05 pelo teste de normalidade de Kolmogorov-Smirnov (Tabela 4-15), mas, apesar disso, todos os dados são considerados não paramétricos.

Tabela (4-15) Teste de Normalidade dos grupos da Atividade da Enzima Peroxidase Salivar Total.

Teste de Kolmogorov-Smirnov

Atividade	Grupos	Sig.
	Apenas saliva de controlo	0.168
	Saliva +Água desionizada	0.200
	Saliva+ NPs de ZnO	0.034

Tabela (4-16): Estatísticas descritivas para a atividade de TSP medida em U/L.

Grupos	Não.	Mediana	Média	SD	Máximo.	Min.	Intercâmbio de artigos
Controlo (apenas saliva)	18	6.24	6.66	2.02	10.44	3.84	3.51
Saliva + Água desionizada	48	5.88	5.55	2.02	8.76	1.92	2.73
Saliva+ NPs de ZnO	48	0.84	0.92	0.48	1.68	0.12	0.84

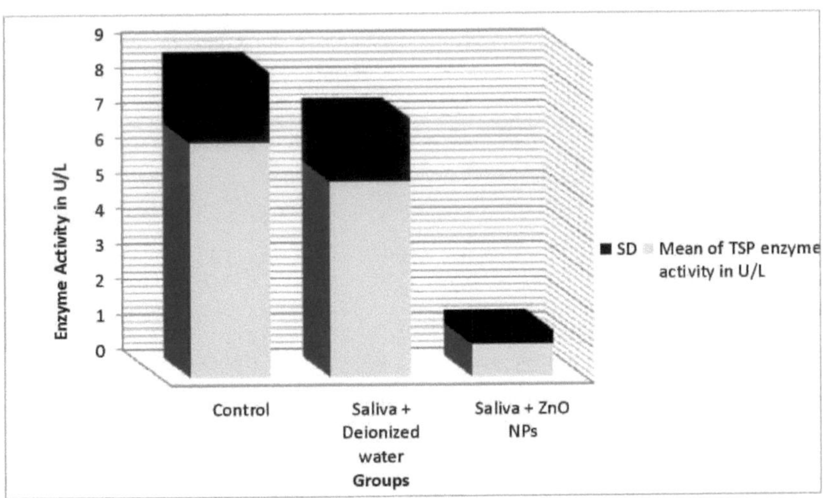

Figura (4-18): Efeito das NPs de ZnO na atividade da peroxidase salivar total

Os resultados do teste de Kruskal-Wallis mostraram diferenças altamente significativas entre os três grupos p<0,01 (Tabela 4-17).

Tabela (4-17): Efeito das NPs de ZnO na atividade da TSP.

	Grupos	N	Classificação média	Kruskal-Wallis Teste H

Atividade	Controlo (apenas saliva)	18	88.06	Qui-quadrado= 83.702
	Saliva + Água desionizada	48	79.04	df= 2 P < 0.01
	Saliva + NPs de ZnO	48	24.50	HS

Foi efectuada uma análise adicional utilizando um teste U de Mann-Whitney para determinar qual dos três grupos de estudo era diferente dos outros grupos. Os resultados do teste U de Mann-Whitney para os três grupos mostraram P< 0,01 altamente significativo entre o grupo de controlo e o grupo de NPs de ZnO e também entre o grupo de água desionizada e o grupo de NPs de ZnO, enquanto não foram observadas diferenças significativas entre o grupo de controlo e o grupo de água desionizada P> 0,05, como se mostra na Tabela (4-18).

Tabela (4-18) Teste U de Mann-Whitney entre os três grupos diferentes de Controlo, Água desionizada e NPs de ZnO.

Grupos	mediana	Média Classificação	U Valor	Z Valor	P Valor	Sig.
Controlo (apenas saliva)	6.24	40.06	314.00	1.70	0.09	NS
Saliva + Água desionizada	5.88	31.04				
Controlo (apenas saliva)	6.24	57.50	0.00	6.23	< 0.01	HS
Saliva+ NPs de ZnO	0.84	24.50				
Saliva + Água desionizada	5.88	72.50	0.00	8.45	< 0.01	HS
Saliva+ NPs de ZnO	0.84	24.50				

Capítulo V

Discussão

A nanotecnologia está a fazer progressos em vários campos científicos, incluindo a medicina dentária. Nesta tecnologia, os materiais são convertidos em tamanhos nanométricos de modo a produzir novas propriedades dos materiais (Sahoo *et al.*, 2007). Uma grande variedade de compostos sintéticos exerce um efeito antibacteriano, mas apenas alguns deles podem ser utilizados como biocidas para desenvolver medicamentos ou materiais dentários. O principal impedimento para a sua utilização é a sua toxicidade em comparação com o seu efeito bactericida. A vantagem da utilização destes óxidos inorgânicos como agentes antimicrobianos potentes reside no facto de conterem elementos minerais ambientalmente seguros, essenciais para os seres humanos, e apresentarem uma forte atividade mesmo quando administrados em pequenas quantidades. As nanopartículas podem ser utilizadas em terapias combinadas para diminuir a resistência aos antibióticos ou pelas suas propriedades antimicrobianas. As nanopartículas podem interferir com as diferentes proteínas que estão a interagir na resistência aos antibióticos ou nos mecanismos farmacológicos dos medicamentos (Banoee *et al.*, 2010). As propriedades antibacterianas e antifúngicas das nanopartículas alargaram as suas aplicações na medicina e na medicina dentária (Seil e Webster, 2012).

5.1 Sensibilidades de *Streptococcus mutans* a diferentes concentrações de nanopartículas de óxido de zinco

Os resultados da avaliação antibacteriana quantitativa pelo método de difusão em disco são apresentados na Tabela (4-3) e na Figura (4-10), a partir dos quais se observa que o tamanho da zona de inibição (a atividade antibacteriana) depende fortemente da concentração. Isto também foi encontrado com Masoud Negahdary *et al.* (2012) que mostraram que a inibição bacteriana completa depende das concentrações de nanopartículas de óxido de zinco no seu estudo, e também isto concorda com o estudo de Azam *et al.*, 2012 que mostrou que as NPs de ZnO têm maior atividade antibacteriana contra bactérias Grampositivas e Gram-negativas. Observou-se que as NPs de ZnO têm um excelente potencial bactericida. Verificou-se que os diâmetros das zonas de inibição aumentam com o aumento da concentração das NPs de ZnO. Isto pode ser atribuído à razão significativamente maior entre a superfície e o volume para uma troca iónica mais eficaz. Estes resultados demonstraram que as nanopartículas de óxido de zinco têm um excelente efeito antibacteriano, inibindo o *Streptococcus mutans* isolado da saliva humana. A menor concentração de NPs de ZnO que afectou o efeito antibacteriano foi de 0,05 mg/ml. A água desionizada e a concentração de 0,01 mg/ml de NPs de ZnO não tiveram qualquer efeito sobre as bactérias, o que se verificou pela ausência de zona de inibição. O tamanho dos inóculos foi controlado utilizando micropipetas ajustáveis com pontas descartáveis para garantir que volumes iguais das suspensões dos isolados fossem dispensados em todos os papéis de filtro.

5.2 Ação antibacteriana das NPs de ZnO

Foram propostos vários mecanismos para a ação antimicrobiana das NPs de ZnO. Estes incluem a rutura da integridade da parede e da membrana celulares, a geração de espécies reactivas de oxigénio e de radicais livres (Adams *et al.*, 2006; Zhang *et al.*, 2007).

Pensa-se que o mecanismo da atividade antibacteriana das NPs de ZnO se processa através da geração de espécies reactivas de oxigénio, como o peróxido de hidrogénio (H_2O_2), à medida que as concentrações aumentam, provocando um aumento da atividade antibacteriana do extrato. Note-se que a produção de espécies reactivas de azoto ROS, como o peróxido de hidrogénio (H2O2), pode danificar as membranas celulares, causando disfunção dos componentes celulares e conduzindo à morte celular final (Tam et al., 2008).

Presume-se que, com a diminuição do tamanho das partículas, o número de partículas de pó de ZnO por unidade de volume de pasta de pó aumenta, resultando numa maior área de superfície e numa maior produção de peróxido de hidrogénio (Ravishankar e Jamuna, 2011). Chwalibog *et al.* (2010) mostraram que a capacidade antimicrobiana das NPs de ZnO pode estar relacionada com o seu tamanho reduzido, que é 250 vezes mais pequeno do que uma bactéria. Isto torna-as mais fáceis de aderir à parede celular dos microrganismos, causando a sua destruição e levando à morte da célula.

Outro mecanismo possível para a atividade antibacteriana das NPs de ZnO é a libertação de iões Zn^{2+} que podem danificar a membrana celular e interagir com o conteúdo intracelular (Brayner *et al.*, 2006).

As micrografias electrónicas mostraram que as NPs de ZnO danificam a parede celular bacteriana, aumentam a permeabilidade da membrana celular e alteram a morfologia da célula (Adams *et al.*, 2006; Zhang *et al.*, 2007; Huang *et al.*, 2008), o que se supôs ser devido às interações das NPs de ZnO com a membrana bacteriana (por exemplo, a internalização celular das NPs de ZnO). Isto resultou na disfunção da membrana (Nair *et al.*, 2008), alteração da permeabilidade da membrana, fuga de substratos intracelulares (Zhang *et al.* 2007; Huang *et al.* 2008) e, finalmente, morte celular. Nair *et al.*, 2008 atribuíram esta interação a efeitos electrostáticos devido às cargas de superfície opostas das nanopartículas e da membrana celular. O mecanismo proposto poderia também explicar o facto de as bactérias Gram-positivas (por exemplo, *S. aureus)* serem* menos sensíveis às nanopartículas do que as bactérias Gram-negativas (por exemplo, *E. coli*). Uma vez que as bactérias Gram-positivas têm uma parede celular de peptidoglicano mais espessa do que as bactérias Gram-negativas, é provavelmente mais difícil para as NPs de ZnO induzir danos nas membranas (Nair *et al.*, 2008).

As NPs de ZnO têm uma contribuição adicional para a eficácia bactericida. Os metais pesados são tóxicos e reagem com as proteínas; por conseguinte, ligam-se às moléculas proteicas; como resultado, o metabolismo celular é inibido, causando a morte do microrganismo (Clement e Jarrett, 1994).

A elevada atividade das NPs de ZnO é atribuída à transferência de electrões no estado oxidado e no estado reduzido e acredita-se que as nanopartículas, após penetração nas bactérias, inactivaram as suas enzimas, gerando peróxido de hidrogénio e causando a morte das células bacterianas (Cook e Costerton, 2000; Zhang e Chen, 2009).

Sharma *et al.* (2010) mostraram que, em contacto com as bactérias, o comportamento citotóxico das NPs de ZnO rompe a bicamada lipídica da bactéria, resultando na fuga de conteúdos citoplasmáticos. Além disso, o aumento do stress oxidativo gerado pelas NPs de ZnO também pode levar à citotoxicidade observada, seguida da morte celular e da alteração significativa da estrutura cristalina das NPs de ZnO (Huang *et al.*, 2008). As NPs de ZnO podem libertar Zn^{2+} de forma lenta e contínua (Choi *et al.*, 2008). O excesso de Zn^{2+} foi tóxico para as bactérias, causando o disfuncionamento de importantes proteínas e enzimas que contêm Zn (Xiong e Jayaswal, 1998).

Outro mecanismo possível para a inibição de *Streptococcus mutans* é o facto de ter sido observado um fraco dano no ADN em bactérias tratadas com NPs de ZnO (Kumar *et al.*, 2011).

Várias investigações sugeriram os possíveis mecanismos que envolvem a interação dos nanomateriais com as macromoléculas biológicas. Pensa-se que os microrganismos têm uma carga negativa, enquanto os óxidos metálicos têm uma carga positiva. Isto cria uma atração "electromagnética" entre o micróbio e a superfície tratada. Uma vez estabelecido o contacto, o micróbio é oxidado e morre instantaneamente. Em geral, acredita-se que os nanomateriais libertam iões que reagem com os grupos tiol (-SH) das proteínas presentes na superfície das células bacterianas (Raad *et al.*, 2005). Essas proteínas sobressaem através da membrana celular bacteriana, permitindo o transporte de nutrientes através da parede celular. Os nanomateriais inactivam as proteínas, diminuindo a permeabilidade da membrana e causando eventualmente a morte celular. Estes resultados estão de acordo com Jones *et al.*, 2006 e também com Rajendran *et al.*, 2010.

Todas estas descobertas e resultados reflectem que as nanopartículas de óxido de zinco têm um excelente efeito antibacteriano e potencial para reduzir o crescimento bacteriano em aplicações práticas.

5.3 Sensibilidades de *Candida albicans* a diferentes concentrações de nanopartículas de óxido de zinco

Os resultados do presente estudo mostraram que a atividade antifúngica significativa contra a *Candida albicans* foi encontrada utilizando as NPs de ZnO tão baixas quanto 0,01 mg/m. À medida que a concentração de NPs de ZnO aumentou de 0,01 para 5,8 mg/ml, a eficácia do tratamento com NPs de ZnO aumentou. A atividade fungicida das NPs de ZnO deveu-se à destruição da integridade da membrana celular (Perez *et al.*, 1990). Os resultados da avaliação antifúngica quantitativa pelo método de difusão em disco são apresentados na Tabela (4-10) e na Figura (4-16), a partir dos quais se observa que o tamanho da zona de inibição (a atividade antifúngica) depende fortemente da concentração de NPs de ZnO, e estes resultados estão de acordo com Eman *et al.*, em 2013, que mostraram que o efeito fungicida das NPs de ZnO depende da concentração e também indicam que o mecanismo da ação fungicida das NPs de ZnO envolve a rutura da membrana. Estes resultados concordam com os obtidos por Shi et al. (2010) e Lipovsky *et al.* (2011), que registaram a capacidade das NPs de ZnO para afetar a viabilidade da levedura patogénica, *Candida albicans*, bem como um efeito dependente da concentração, mas não concordam com os presentes resultados, na medida em que a concentração fungicida mínima de NPs de ZnO foi encontrada para ser (0,1 mg/ml).

Esta concentração causou uma inibição de mais de 95% no crescimento de *C. albicans*. Enquanto os resultados actuais observaram que a concentração fungicida mínima das NPs de ZnO foi de (0,01 mg/ml). Isto pode ser devido ao tempo de incubação que foi de 5 dias no estudo de Eman *et al.*, 2013, enquanto no nosso estudo foi de apenas 24 horas, ou pode ser devido à *Candida albicans* que isolou da pele no estudo de Eman *et al.*, 2013, que difere do isolado *de Candida albicans* que isolou da saliva humana no estudo.

O presente estudo constatou que a menor zona de inibição de *Candida albicans* foi de 8 mm na concentração (0,01 mg/ml) de NPs de ZnO, mas este resultado contrasta com os resultados de Jehad *et al.* (2012), que mostraram que a melhor zona de inibição de *Candida albicans* foi de 18 mm na concentração 10 LigZmi, que é igual a (0,01 mg/ml) a menor conc. que foi usado neste estudo. Este facto pode ser atribuído à técnica antibacteriana utilizada em ambos os estudos, uma vez que Jehad *et al.* 2012 utilizaram a técnica de difusão em ágar, na qual as cavidades de

5.4 Foram cortados poços de milímetros de diâmetro no ágar, e 0,1 ml de cada uma das soluções testadas foram vertidos nos poços. Enquanto neste estudo foi utilizado o método de difusão em disco, no qual o papel de filtro de 7 mm de diâmetro foi impregnado em 40 µl, apenas a diferença na quantidade de NPs de ZnO pode causar a diferença no diâmetro da zona de inibição para a mesma concentração.

Shi *et al.* (2010) mencionaram que, para quase todos os fimgi, o núcleo central da parede celular é um glucano β-1, 3, 1, 6 ramificado que está ligado à quitina através de ligações β-1, 4. A ligação das partículas de óxidos à superfície das células fúngicas através de interações electrostáticas pode ser um mecanismo possível.

5.5 Efeito das nanopartículas de óxido de zinco na atividade da peroxidase salivar total

Os resultados do efeito das nanopartículas de óxido de zinco na atividade da peroxidase salivar total são apresentados na figura (4-18) e na tabela (4-16).

A atividade da enzima na saliva apenas sem qualquer adição foi considerada como controlo e foi igual a (6,66 ± 2,02 U/L), enquanto outros resultados mostraram diferenças no valor de controlo com as mesmas unidades, o mesmo procedimento e as mesmas condições de pH e temperatura, o valor de controlo da enzima peroxidase salivar total no grupo de controlo foi igual a (24,24± 18,85).

Isto reflecte a elevada diferença de atividade enzimática na saliva, que pode ser afetada por qualquer variação no procedimento (Trinder, 1966; Daoud, 2008). Para a comparação entre o grupo de controlo (que contém apenas saliva) e o grupo de água desionizada (que contém saliva - 70% e 30% de água desionizada), não foi observada qualquer diferença significativa (P>0,05) com a diminuição da atividade do grupo desionizado para (5,55±2,02). Estes resultados podem ser atribuídos à diluição da saliva pela água desionizada.

Os testes bioquímicos revelaram que as NPs de ZnO em concentração de 70% de saliva e 30% de NPs de ZnO do estoque (5,8mg/ml), que é igual a (4,06 mg/ml) solução, causaram efeitos inibitórios sobre as atividades das enzimas peroxidase salivar total, como mostrado nas Figuras (3-16). Esta inibição pode ser atribuída aos metais pesados, que são tóxicos e reagem com as proteínas, pelo que se ligam às moléculas proteicas. Os metais pesados interagem fortemente com os grupos tiol das enzimas vitais e inactivam-nas. Estes resultados concordam com os de Bhupendra *et al.* (2010).

Além disso, acredita-se que o Zn se liga a grupos funcionais de proteínas, resultando na desativação e desnaturação de proteínas. Este facto está fortemente de acordo com Elechiguerra *et al.* (2005) e Raffi *et al.* (2008). O presente estudo levantou a hipótese de que as NPs de ZnO podem interagir com os grupos funcionais das enzimas TSP, resultando na desnaturação da proteína e na sua inativação e, como conclusão, as NPs de ZnO inibem a enzima.

O trabalho do presente estudo não pôde ser comparado com outros trabalhos exatamente porque, tanto quanto sabemos, este é o único estudo que demonstra os efeitos da solução de nanopartículas de óxido de zinco nas actividades da enzima peroxidase salivar total.

Conclusões

Estudo in vitro:

> As nanopartículas de óxido de zinco têm um efeito de inibição em diferentes concentrações sobre o *Streptococcus mutans*, a partir da concentração 0,05 mg/ml.

> A sensibilidade do *Streptococcus mutans* às NPs de ZnO aumenta com o aumento da concentração da solução de NPs de ZnO em comparação com a água desionizada.

> As nanopartículas de óxido de zinco têm um efeito de inibição em diferentes concentrações sobre a *candida albicans*, a partir da concentração 0,01 mg/ml.

> A sensibilidade da *Candida albicans* às NPs de ZnO aumenta com o aumento da concentração da solução de NPs de ZnO em comparação com a água desionizada.

> As nanopartículas de óxido de zinco têm um efeito de inibição da atividade da peroxidase salivar total em comparação com a água desionizada.

Sugestões

São necessárias outras investigações para o estudar:

> Os efeitos das nanopartículas de óxido de zinco noutras bactérias cariogénicas orais como *Fusospirochetes*, *Veillonella*, *Aggregatibacter actinomycetemcomitans*.

> Os efeitos das nanopartículas de óxido de zinco noutros microrganismos orais, como os vírus.

> A toxicidade das nanopartículas de óxido de zinco.

> Efeito das nanopartículas de óxido de zinco nas propriedades mecânicas da estrutura dentária.

> Efeito das nanopartículas de óxido de zinco noutras enzimas salivares antimicrobianas como a lisozima.

> Efeito de outras nanopartículas sobre *Streptococcus mutans, Candida albicans* e enzima peroxidase salivar total.

> Mecanismo de inibição da atividade da enzima peroxidase salivar.

Referências

A

♦ Aalatonen AS, Tenovuo J, Lehtonen OP e Saksala R. (1990): A incidência de cáries maternas e o contacto salivar próximo com crianças afectam os níveis de anticorpos contra *Streptococcus mutans* em crianças. Oral Microbiology and Immunology 5: 12-18.

♦ ♦♦ Abramov OV, Gedanken A, Koltypen Y, Perkas N, Perelshtein I, Joyce E e Mason TJ (2009): Pilot Scale Sonochemical Coating of Nanoparticles Onto Textiles to Produce Biocidal Fabrics (Revestimento sonoquímico de nanopartículas em têxteis à escala piloto para produzir tecidos biocidas). Em Surface and Coatings Technology 204: 718-722.

♦ ♦♦ Abrarov SM, Yuldashev ShU, Lee SB e Kang TW (2004): Supressão da banda de fotoluminescência verde em ZnO incorporado em oral poroso por pirólise por pulverização. Journal ofLuminescence 109: 25-29.

♦ ♦♦ Adams LK, Lyon DY e Alvarez PJJ (2006): "Comparative eco-toxicity of nanoscale TiO2, SiO2, and ZnO water suspensions." Water Research 40(19): 35273532.

♦ ♦♦ Agostini E, Medina MJ, Siliva R, Forchetti MD e Tigier H. (1997): Propriedades de isoenzimas de peroxidase aniónica de raízes de nabo. Journal Agriculture Food Chemistry 45: 596-598.

♦ ♦♦ Akpan A e Morgan R (2002): Oral Candidiasis. Postgraduate Medicine Journal 78(922):455 - 9.

♦ ♦♦ Alaluusua S, Alaluusua SJ, Saarela M e Asikainen S. (1994): A demonstração por ribotipagem da estabilidade da infeção oral por *Streptococcus mutans* ao longo de 5 a 7 anos em crianças. Arquivos de Biologia Oral 39:467-471.

♦ ♦♦ Albrecht MA, Evans CW e Raston CL. (2006): Green chemistry and the health implications of nanoparticles. Green Chemistry 8: 417-420.

♦ ♦♦ Allen CM e Beck FM (1987): Differences in Mucosal Reaction Related to Isolates (Diferenças na reação da mucosa relacionadas com os isolados). Journal of Oral Pathology & Medicine 16:89-93.

♦ ♦♦ Alnamel HA. (2013): O efeito do reforço de Nano -Fillers de dióxido de silício em algumas propriedades do material de base de dentadura de polimetilmetacrilato de cura por calor. Tese de mestrado em dentisteria protética, Faculdade de Medicina Dentária, Universidade de Bagdade.

♦ ♦♦ Anees AA, Alhoshan M, Alsalhi MS e Aldwayyan AS (2010): "Prospects of Nanotechnology in Clinical Immunodiagnostics" [Perspectivas da nanotecnologia no imunodiagnóstico clínico]. Sensors 10(7): 6535-6581

♦   Ansari AA, Singh R, Sumana G, e Malhotra BD. (2009): "Sol-gel derived nanostructured zinc oxide film for sexually transmitted disease sensor" [Filme de óxido de zinco nanoestruturado derivado de sol-gel para sensor de doenças sexualmente transmissíveis]. Royal Society of Chemistry 134(5): 997-1002.

♦ ♦♦ Aps JKM e Martens LC (2005): Review: the physiology of saliva and transfer of drugs into saliva. Forensic Science International 150:119-31.

♦ ♦♦ Arzate-Quintana, Carlos, Sànchez-Ramirez, Blanca, Infante-Ramirez, Rocio, Pinón- C astillo Hilda Amelial, Montes-Fonseca, Silvia Lorena, Duarte-Moller, Alberto, Luna-Velasco, Antonia, e Orrantia-Borunda, Erasmo. (2013): Uma abordagem ao mecanismo do efeito citotóxico das Nanopartículas de Prata e Óxido de Zinco.

♦ ♦♦ Ashammakhi N, Ndreu A, Yang Y, likauppila H, Nikkola L, e Hasirci V. (2007):Tissue engineering: A new take-off using nanofiber-based scaffolds. Jornal de Cirurgia Craniofacial 18:3-17.

♦ ♦♦ Asikainen S, e Alaluusua S. (1993): Bacteriologia das infecções dentárias. Jornal Europeu do Coração 14: 43-50.

♦ ♦♦ Azam A, Ahmed AS, Oves M, Khan MS, Habib SS, e Memic A (2012): Atividade antimicrobiana de nanopartículas de óxido de metal contra bactérias Gram-positivas e Gram-negativas. Jornal Internacional de Nanomedicina 7: 6003-6009.

B

♦ ♦♦ Bagg J, MacFarlane TW, Poxton IR, e Smith AJ. (2006): Essential of Microbiology for Dental Students. Edição indiana. Oxford University press, Delhi.

♦ ♦♦ Balakrishnan M, Simmonds R e Taggt T. (2000): A cárie dentária é uma doença infecciosa que pode ser prevenida. Australian Dental Journal 45(4): 235-245.

♦ ♦♦ Baler SA, Scheringer M , Macleod M e Hunger Buhler K. (2008): Science of The Total Environment 390(2-3): 396-409.

♦   ♦♦ Banoee M, Seif S, Nazari ZE, Jafari-Fesharaki P, Shahverdi HR, Moballegh A, Moghaddam KM e Shahverdi AR. (2010): "ZnO nanoparticles enhanced antibacterial activity of ciprofloxacin against *Staphylococcus aureus* and *Escherichia coli* ". Journal of Biomedical Materials Research 93 (2):557-61.

♦   ♦♦ Barbieri AV, Vicente VA, Fraiz FC, Lavoranti OJ e Svidzinski. (2007): Análise da aderência in vitro de *Streprococcus mutans* e *Candida albicans*. Revista Brasileira de Microbiologia 38: 624-663.

♦ Battino M, Ferreiro MS, Gallardo I, Newman HN e Bullon P. (2002): A capacidade antioxidante da saliva. Jornal de Periodontologia Clínica 29:189-94.

♦ ♦♦ Becheri A, Durr M, Lo Nostro P e BaglioniP. (2008): Síntese e Caracterização de Nanopartículas de Óxido de Zinco: Aplicação a têxteis como absorventes de UV. Journal of Nanoparticle Research 10(4): 679-689.

♦ ♦♦ Behnajady M A, Modirshahla N e Hamzavi R. (2006): "Kinetic study on photocatalytic degradation of C.I.(Color Index) Acid Yellow 23 by ZnO photocatalyst." Journal of Hazardous Materials 133(1-3): 226-232.

♦ ♦♦ Berkovitz BKB, Holland GR, e Moxham BJ. (2002): Oral anatomy, histology and embryology. 3ª ed. Nova Iorque: Mosby.

♦ ♦♦ Berkowitz R (2003): "Causas, Tratamento e Prevenção de Cáries na Primeira Infância: A Microbiologic Perspective". Journal of the Canadian Dental Association 69 (5): 304-07.

♦ ♦♦ Bhupendra C, Anjana KV, Nidhi A, Mehta RV e Updhyay RV (2010): Nanopartículas de prata altamente resistentes a bactérias: síntese e actividades antibacterianas. Journal of Nanoparticle Research 12(5): 1677-1685.

♦ ♦♦ Bodrumlu E e Alaçam T. (2006): Avaliação dos efeitos antimicrobianos e antifúngicos da guta-percha com integração de iodofórmio. Cand Dent Assoc 72(8):733-733d.

♦ ♦♦ Boron WF e Boulpaep EL (2003): Fisiologia Médica: A cellular and molecular approach. Saunders: Philadelphia.

♦ ♦♦ Bowen WH (1996): Influências salivares na microflora oral. In: Saliva e saúde oral. Edgar WM, O'Mullane DM, eds. 2ª ed. British Dental Journal: Londres, pp. 95-103.

♦ ♦♦ Braceras I, De Maeztu MA, Alava JI, e Gay-Escoda C. (2009): Aposição de osso de baixa densidade in vivo em diferentes materiais de superfície de implante. Int J Oral Maxillofac Surg. 38:274-278.

♦ ♦♦ Brayner R, Ferrari-Iliou R, Brivois N, Djediat S e Benedetti MF, Fievet F (2006): Estudos de impacto toxicológico baseados na bactéria *Escherichia coli* em meio coloidal de nanopartículas ultrafinas de ZnO. Nano Lett 6(4):866-70.

♦ ♦♦ Brinker CJ e Scherer GW. (1990): Sol-Gel Science: The Physics and Chemistry of Sol-Gel Processing. Academic Press. ISBN 0-12-134970-5.

♦ ♦♦ Brogden KM, e Guthmiller JM. (2008): Polymicrobial diseases. Washington: ASM Press.

* Bürgers R, Eidt A, Frankenberger R, Rosentritt M, Schweikl H, Handel G, e Hahnel S. (2009): A

atividade anti-aderência e o efeito bactericida de aditivos de prata microparticulados em materiais de resina composta. Arch Oral Biol. 54:595-601.

C

◆ Calderone RA, (2012): Candida and Candidiasis. Washington: ASM Press.

◆ Calderone RA, e Fonzi WA. (2001): Factores de virulência de *Candida albicans*. Trends Microbiol 9(7): 327-35.

◆ Cannon RD, Nand AK, e Jenkinson HF (1995): Adesão de Candida albicans aos componentes salivares humanos adsorvidos à hidroxilapatita. Microbiol 141 (1): 213-9.[IVSL high wire].

◆ Caufield PW, e Griffen AL (2000): Cárie dentária. Uma doença infecciosa e transmissível. Pediatr Clin North Am. 47(5):1001-1019.

◆ Chandra S. (2007): Textbook of operative dentistry. Jaypee Brothers Publishers.

◆ Chhatwal S e Hakenbeck R. (2007): Molecular biology of streptococci. Horizon scientific press. Norfolk, Reino Unido, pp. 519-524.

◆ Chicharro JL, Lucia A, Perez M, Vaquero AF, e Urena R. (1998): Composição da saliva e exercício. Sports Med 26(1):17-27.

◆ Choi O, Deng KK, Kim NJ, Ross L, Surampalli RY e Hu ZQ. (2008). Os efeitos inibitórios das nanopartículas de prata, iões de prata e colóides de cloreto de prata no crescimento microbiano.Water Research 42: 3066-3074.

◆ Chun-Hung C, Ping-Lit H, e Edward C. (2012): Estado de saúde oral e comportamentos de crianças pré-escolares em Hong Kong. BMC Public Health 12: 767.[IVSL].

◆ Chwalibog A, Sawosz E, Hotowy A, Szeliga J, Mitura S, Mitura K, Grodzik M, Orlowski P e Sokolowska A. (2010): Visualização da interação entre nano-partículas inorgânicas e bactérias ou fungos. Jornal Internacional de Nanomedicina 5: 1085-1094.

◆ Classen HG, Grober U, Low D, Schmidt J, Stracke H. (2011): Deficiência de zinco: Sintomas, causas, diagnóstico e terapia. Med Monatsschr Pharm 34: 87-95.

◆ Clement JL, e Jarrett PS. (1994): Antibacterial silver. Met Based Drugs. 1 (5-6) :467-482.

◆ Collins W, Walsh T, e Figuras K. (2002): Handbook of dental hygienists. 4 th ed.London: Wright An imprint of Elsevier Science Ltd, 1-256.

◆ Cook G, CostertonJW, e Cuffnt J (2000): Antimicrob Agents 13(3):169-73.

◆ Cousins BG, Allison HE, Doherty PJ, Edwards C, Garvey MJ, Martin DS e Williams RL (2007):

Efeitos de um substrato de sílica nanoparticulada na fixação de células de *Candida albicans*. Journal of Applied Microbiology 102:757-765.

D

◆ Damle S. (2009): Livro texto de odontopediatria. 3ª ed. Arya.

◆ Daoud R. (2008): Estudo de Algumas Alterações Bioquímicas no Soro e Saliva de Pacientes com Tumores Epiteliais Orais: Filosofia em Bioquímica Clínica Tese de Doutoramento da Universidade de Bagdade.

◆ Davies MJ, Hawkins CL, Pattison DI e Rees MD (2008): Mammalian heme peroxidases: from molecular mechanisms to health implications. Antioxid Redox Signal 10(7): 1199-1234.

◆ Davis N. (2003): Um compósito nanotecnológico. Compend Contin Educ Dent. 24:662-670.

◆ Dawes C. (1996): Factores que influenciam a taxa de fluxo salivar e a sua composição. In: Saliva and oral health. Edgar WM, O'Mullane DM, eds. 2ª ed. British Dental Journal: Londres, pp. 27-41.

◆ de Carvalho FG, Silva DS, Hebling J, Spolidorio LC, e Spolidorio DM. (2006): Presença de estreptococos mutans e *Candida spp.* na placa dentária/dentina de dentes cariados e cárie precoce da infância. Archives of Oral Biology Journal 51(11): 1024- 8.

E

◆ Edwardsson S. (1970): The caries inducing property of variants of *Streptococcus mutans*. Odontologisk revy 21: 154-7.

◆ Elechiguerra JL, Burt JR e Morones (2005): Interação de nanopartículas de prata com o HIV-I, Journal of Nanobiotechnology (3)6:1-10.

◆ El-Samarrai S. (2001): Major and trace elements contents of permanent teeth and saliva, among a group of adolescents, in relation to dental caries, gingivitis and mutans streptococci (in vitro and in vivo study). Tese de doutoramento, Faculdade de Medicina Dentária, Universidade de Bagdade.

◆ Eman M. El-Diasty, Ahmed, M.A, Okasha,N., e Salwa, F. Mansour (2013): Atividade antifúngica de nanopartículas de ZnO 23(3): 191-202.

◆ Erkizan HV, Kong YL, Merchant M, Schlottmann S, Barber-Rotenberg JS, Yuan LS, Abaan OD, Chou TH, Dakshanamurthy S, Brown ML, Ueren A e Toretsky JA (2009): Uma pequena molécula que bloqueia a interação da proteína oncogénica EWS-FLI1 com a RNA helicase A inibe o crescimento do sarcoma de Ewing. Nature Medicine. 15: 750-757.

◆ Eskandari M, Haghighi N, Ahmadi V, Haghighi F e Mohammadi SH (2011): Crescimento e investigação das propriedades antifúngicas de matrizes de nanobastões de ZnO no vidro. Physica B

406:112-4.

❖ Espinosa-Cristobal LF, Martinez-Castanon GA, Martinez-Martinez RE, Loyola-Rodriguez JP, Patino-Marin N, Reyes-Macias JF e F Ruiz. (2009): Efeitos antibacterianos de nanoaprículas de prata contra *Streptococcus mutans*. Carta de Materiais 63(29):2603-06.

F

❖ Featherstone JD, Adair SM, Anderson MH, Berkowitz RJ, Bird WF, e Crall JJ (2003): Gestão de cáries por avaliação de risco: declaração de consenso. Jornal da Associação Dentária da Califórnia 31(3):257-69.

❖ Featherstone JD (2004): The continuum of dental caries-evidence for a dynamic disease process. J Dent Res. 83 Spec No C: C39-42.

❖ Fei L. e Perrett S. (2009): Efeito das nanopartículas na dobragem de proteínas e na fibrilogénese. Jornal Internacional de Ciências Moleculares 10:646-655.

❖ Ferraris MEG e Munoz AC. (2006): Histologia embriologia bucodental. 2. ed. Rio de Janeiro: Guanabara Koogan.

❖ Feynman R. (1960): "There's Plenty of room at the bottom: An invitation to enter a new field of physics," Engineering and Science, Feb. http://www. zyvex.com/nanotech/feynman. html.

❖ Finegold S, e Baron E. (1986): Métodos de identificação de agentes etiológicos de doenças infecciosas. in: Bailey and Scott's Diagnostic microbiology.7th ed. St. Louis: The CV Mosby CO 382-422.

❖ Freitas RA (2000): JR Nanodentistry. Journal of the American Dental Association 131:1559-1565.

❖ Fu G, Vary PS, e Lin CT (2005): Anatase TiO2 nano compósitos para revestimentos antimicrobianos. J Phys Chem B 109:8889-98.

G

❖ Gadek TR, Nicholas JB. (2003): Small molecule antagonists of proteins. Biochem. Parmacol 65: 1-8.

❖ Gaspar T, Penel C e Greppin V (Eds.) (1992): Plant Peroxidases 1980-1990, Progress and Prospects in Biochemistry and Physiology.

❖ Geigy S. (1962): Documents Scientific Tables. 6ª ed. Basileia, Suíça.

❖ Giacaman RA, Araneda E, e Padilla C (2010): Associação entre isolados formadores de bioflme de *estreptococos mutans* e experiência de cárie em adultos. Arch Oral Biol 55: 550-554.

❖ Gillespie SH. e Hawkey PM. (2006): Clinical Bacteriology 2nd ed.Willy, UK.

❖ Gogniat G, Thyssen M, Denis M, Pulgarin C, e Dukan S. (2006): O efeito bactericida da fotocatálise de TiO2 envolve a adsorção no catalisador e a perda de integridade da membrana. FEMS Microbiol Lett 258(1):18-24.

❖ Gold Ohg, Jordan VH e Vanhoute J. (1973): Um meio seletivo para *Streptococcus mutans*. Arch Oral Biol 18:1357-1364.

❖ Gow N AR e Gadd GM. (1994): The Growing Fungus. London: Chapman and Hall 324-32.

❖ Greenberg M, e Glick M. (2003): Burket's oral medicine diagnosis and treatment. 10^{a}ed. 85 - 125.

❖ Gronroos L. (2000): Quantitative and Qualitativ Characterization of Mutans Streptococci in Saliva and in the Dentition.

❖ Gubin SP. (2009). Nanopartículas magnéticas. Wiley-VCH. ISBN 3-527 -40790-1.

❖ Gun'ko VM, Blitz JP, Zarko VI, Turov VV, Pakhlov EM, Oranska OI, Goncharuk EV, Gornikov YI, Sergeev VS, Kulik VT, Palanytsya BB, e Samala RK. (2009): "Caraterísticas estruturais e de adsorção e atividade catalítica de titânia e nanomateriais contendo titânia." Journal of Colloid and Interface Science 330(1): 125-137.

H

❖ Hald B, e Holmstrup P (1987): Possível etiologia micológica do cancro da mucosa oral: Potencial catalítico da infeção por Candida albicans e outras leveduras na produção de N-nitrosobenzilmetilamina. Carcinogénese. 8:1543-8.

❖ Hamada S, e Slad HD. (1980): Biology, Immunology, and Cariogenicity of *Streptococcus mutans*. Microbiol Rev. 44:331-384.

❖ Hanstrom L, Johansson A, e Carlsson J (1983): A lactoperoxidase e o tiocianato protegem as células de mamíferos em cultura contra a toxicidade do peróxido de hidrogénio. Med Biol 61:268-274.

❖ Hardie JM. (1986): Oral streptococci. In: Bergey's manual of systematic bacteriology. Volume 2. Sneath PHA, Mair NS, Sharpe ME, Holt JG, eds. Williams and Wilkins: Baltimore, Maryland; pp. 1059-1063.

❖ Hasan S, Danishuddin M, Adil M, Singh K, Verma PK e Khan AU. (2012): Eficácia de E. officinalis sobre as propriedades cariogénicas de *Streptococcus mutans*: A Novel and Alternative

Approach to Suppress Quorum-Sensing Mechanissm (Uma abordagem nova e alternativa para suprimir o mecanismo de deteção de quorum). PLoS One 7(7): e40319.

◆ Hay DI, e Bowen WH (1996): As funções das proteínas salivares. In: Saliva e saúde oral. Editores Edgar, WM e O'Mullane, DM. 2ª edição. British Dental Association, Londres, Reino Unido.

◆ Heelan JS, Sotomayor E, Coon K e Arezzo JB.(1998): Comparação do painel Rapid Yeast Plus com o sistema API20C Yeast para identificação de isolados clinicamente significativos de espécies de Candida. Journal Clinical Microbiology 36 (5): 1443-1445.[IVSL high wire].

◆ He L, Liu Y, Mustapha A, e Lin M (2011): Atividade antifúngica de nanopartículas de óxido de zinco contra Botrytis cinerea e Penicillium expansum. Microbiol Res 166:207-15.

◆ Hench LL e West JK. (1990) "The sol-gel process". Chemical Reviews 90 (1): 33-72.

◆ Hernàndez-Sierra JF, Ruiz F, Pena DC, Martînez-Gutiérrez F, Martînez AE, Guillén A de J, Tapia-Pérez H, e Castanôn GM.(2008): A sensibilidade antimicrobiana de *Streptococcus mutans* a nanopartículas de prata, óxido de zinco e ouro. Nanomedicina, 4: 237-240.

◆ Hoffman AJ, Carraway ER e Hoffman MR (1994): Photocatalytic Production of H2O2 and Organic Peroxides on Quantum-Sized Semiconductor Colloids. Environmental Science & Technology 28: 776-785.

◆ Hoffman H. (1982): Streptococci In: Nolte W. Microbiologia Oral. 4t ed. St Louis:C V Mosby Co 287-326.

◆ Holbrook W, e Beighton D. (1986): *Streptococcus mutans* levels in saliva and distribution of Serotypes among 9 years old Icelandic children. Scan Dent Res 95(1):37-42.

◆ Holt G, Krieg R, Sneath H, Staley T e Williams T. (1994): Bergey's manual of determinative bacteriology. 9th ed. Williams and Wilkins: Baltimore, Maryland.

◆ Hong H, ZhangY, SunJ, e Cai W (2009): Molecular imaging and therapy of cancer with radiolabeled nanoparticles NanoToday 4: 399-413.

◆ Huang Z, Zheng X, Yan D e Yin G. (2008): "Efeito Toxicológico de Nanopartículas de ZnO Baseadas em Bactérias". Langmuir 24(8): 4140-4144.

I

◆ Ihalin R, Loimaranta V e Tenovuo J. (2006): Origem, estrutura e actividades biológicas das peroxidases na saliva humana. Archives of Biochemistry and Biophysics 445 (2) 15:261-268.

◆ Inoue K. e Takano H. (2010): Effects of nanoparticles on lung damage in humans (Efeitos das nanopartículas nas lesões pulmonares em humanos). Jornal Respiratório Europeu. 35 (1): 225.

❖   Isibor JO, Eghubare AE, e Omoregie R. (2005): Formação de tubos germinativos em *Candida albicans*: Avaliação de soros humanos e animais e atmosfera de incubação. Shiraz E-Medical Journal 6 (1-2):1-4.

J

❖   Jain P. e Sharma A. (2013): Atividade antimicrobiana de nanopartículas de prata sintetizadas a partir de *espécies de Aspergillus* contra agentes patogénicos orais comuns. Jornal de Investigação Química e Farmacêutica 5(2):14-17.

❖   Jain D, Kumar Daima H, Kachhwaha S. e Kothari SL. (2009): Síntese de nanopartículas de prata mediadas por plantas utilizando extrato de papaia e avaliação das suas actividades antimicrobianas actividades antimicrobianas.   A. Digest Journal of Nanomaterials and

Biostructures 4: 557 - 563.

❖   Jarosz LM, Deng DM, van der Mei HC, Crielaard W, e Krom BP (2009): O peptídeo estimulador de competência de *Streptococcus mutans* inibe a formação de hifas de *Candida albicans*. Eukaryotic Cell 8: 1658-1664.

❖   Javed M, Chaudhry S, Butt S, Ijaz S, Asad R, Awais F, e Ali A. (2012): Transmissão de *streptococcus mutans* de mãe para filho. Pakistan Oral and Dental Journal 32 (3): 493-496.

❖   Jehad M, Yousef e Enas N. Danial.(2012): Atividade antibacteriana in vitro e concentração inibitória mínima de óxido de zinco e óxido de zinco de nanopartículas contra cepas patogênicas Journal of Health Sciences 2 (4): 38-42.

❖   Jeng HA, e Swanson J. (2006): Toxicidade de nanopartículas de óxido metálico em células de mamíferos. Journal of Environmental Science and Health - Part AToxic/Hazardous Substances and Environmental Engineering 41(12):2699-711.

❖   Jeon JG, Rosalen PL, Falsetta ML, e Koo H (2011): Produtos naturais na investigação da cárie: Conhecimento atual (limitado), desafios e perspetiva futura. Caries Res 45: 243-263.

❖   Jiang W, Mashayekhi H e Xing B. (2009): Comparação da toxicidade bacteriana entre partículas de óxido em nano e microescala. ." Environmental Pollution 157(5): 1619-1625.

❖   Jones GL, Muller CT, O'Reily M, e Stickler DJ.J. (2006): Effect of triclosan on the development of bacterial bioflms by urinary tract pathogens on urinary catheters. Antimicrob Chemother 57(2): 266-72.

❖   Jones N, Ray B, Ranjit KT, e Manna AC. (2008): Atividade antibacteriana de suspensões de nanopartículas de ZnO num amplo espetro de microorganismos. FEMS Microbiol Lett 279:71-76.

❖ Jung M, Sehr K, e Klimek J. (2007): Textura da superfície de quatro compósitos nano-preenchidos e um compósito híbrido após o acabamento. Oper Dent. 32:45-52.

K

❖ Kaehler T. (1994): Nanotecnologia: Conceitos básicos e definições // Clinical Chemistry. 40(9):1797-1799.

❖ Kahru, A., e Dubourguier, H.C. (2010): From ecotoxicology to nanoecotoxicology (Da ecotoxicologia à nanoecotoxicologia). Toxicologia 269:105-119.

❖ Katarzyna M, Candee H, Jackson O, JR, Dean W e Fred F. (2004): Ativação catalisada pela lactoperoxidase de aminas aromáticas e heterocíclicas cancerígenas. Investigação Química em Toxicologia 17: 1659-1666.

❖ Kaufman, E. (2002): The diagnostic applications of saliva. Uma revisão. Critical reviews in oral biology and medicine 13(2):197-212.

❖ Khalid H. Metwalli,,Shariq A. Khan,, Bastiaan P. Krom,, Mary Ann Jabra-Rizk . (2013): *Streptococcus mutans, Candida albicans*, and the Human Mouth: A Sticky Situation. PLoS Pathog. 9(10) Publicado: 17 de outubro.

❖ Khlebtsov NG e Dykman LA (2010): "Optical properties and biomedical applications of plasmonic nanoparticles." Jornal de Espectroscopia Quantitativa e Transferência Radiativa 111(1): 1-35.

❖ Kingman A, e Selwitz R (1997): Métodos propostos para melhorar a eficiência do índice DMFS na avaliação da iniciação e progressão da cárie dentária. Corn Dent Oral Epidemiol 25: 60-68.

❖ Klinke T, Guggenheim B, Klimm W, e Thurnheer T. (2011): Cárie dentária em ratos associada a *Candida albicans*. Caries Research 45: 100-106.

❖ Koga-Ito CY, Unterkircher CS, Watanabe H, Martins CAP, Vidotto, V e Jorge AOC. (2003): Testes de risco à cárie e níveis salivares de imunoglobulinas para *Streptococcus mutans* e *Candida albicans* em pacientes com síndrome do respirador bucal. Caries Research 37: 38-43.

❖ Kolar M, Urbanek K e Latal T. (2001): Antibiotic selective pressure and development of bacterial resistance. International Journal of Antimicrobial Agents 17:357-363.

❖ Koneman E, Schreckenberge PC, Allens SD, Jr WCW e Janada WM. (1992): Diagnostic Microbiology. 4th edn. J. B. Lippincott Co. USA.

❖ Kong LX, Peng Z, Li SD, e Bartold M. (2006): A nanotecnologia e o seu papel na gestão das doenças periodontais. Periodontol 2000 40:184-196.

❖ Koziara J M, Lockman PR, Allen DD e Mumper RJ (2003): In situ blood-brain barrier transport of nanoparticles. Pharmaceutical Research 20:1772.

❖ Kumar A PA, Singh SS, Shanker R, Dhawan A (2011): Cellular uptake and mutagenic potential of metal oxide nanoparticles in bacterial cells Chemo sphere 83:1124-1132.

L

❖ Lai G, Li M. (2011): O possível papel da Candida albicans na progressão da cárie dentária. Revista Internacional de Investigação Microbiológica 2(12):504-506.

❖ Lai JCK, Lai MB, Jandhyam S, Dukhande VV, Bhushan A, Daniels CK, e Leung SW. (2008): A exposição ao dióxido de titânio e a outras nanopartículas de óxido metálico induz citotoxicidade em células neurais e fibroblastos humanos. International Journal of Nanomedicine 3(4):533-45.

❖ Lamont R, e Jenkinson H. (2010): Oral Microbiology at a Glance. John Wiley and Sons.

❖ Lawrence HP. (2002): Salivary markers of systemic disease: non-invasive diagnosis of disease and monitoring of general health. Journal of the Canadian Dental Association 68(3):170-4.

❖ Lévesque CM, Voronejskaia E, Huang YC, Mair RW, e Ellen RP. (2005): Envolvimento da ancoragem da sortase de proteínas da parede celular na formação de biofilme por *Streptococcus mutans*. Infect Immun 73: 3773-7.

❖ Lima SAM, Sigoli FA, Davolos MR, Jafelicci, Jr M. (2002) Óxido de zinco contendo európio(III) pelo método Pechini. Journal of Alloys and Compounds 344:280-284.

❖ Lin WS, Xu Y, Huang CC, Ma YF, Shannon KB, Chen DR, Huang YW. (2009): Toxicidade de partículas de ZnO de tamanho nano e micro em células epiteliais do pulmão humano. Journal of Nanoparticle Research 11(1):25-39.

❖ Lin Z, Chen L, e Zhang W (1996): Peroxidase de I. Cairica (L) SW. Isolamento, purificação e algumas propriedades. Process Biochem. 5: 443-448.

❖ Lipovsky AY, Nitzan A, Gedanken e R. Lubart,(2011): Atividade antifúngica de nanopartículas de ZnO - o papel da lesão celular mediada por ROS, Nanotecnologia. 22:105-101.

❖ Liu Y, He L, Mustapha A, Li H, Hu ZQ, e Lin M. (2009): Actividades antibacterianas de nanopartículas de óxido de zinco contra *Escherichia coli* O157:H7. Jornal de Microbiologia Aplicada 107(4):1193-201.

❖ Lo Conte L, Chothia C e Janin J. (1999): A estrutura atómica dos sítios de reconhecimento proteína-proteína. Mol. Bio. 285, 2177-2198.

❖ Loesche WJ. (1986): Papel do *Streptococcus mutans* na cárie dentária humana. Microbiol

Review. 50:353-380.

♦ Look DC. (2001): Avanços recentes em materiais e dispositivos de ZnO. Ciência e Engenharia de Materiais. 80:383.

♦ Lu XB, Zhang HJ, Ni YW, Zhang Q e Chen JP (2008): Microesferas de ZnO baseadas em nanofolhas porosas para a construção de biossensores electroquímicos diretos. Biosensores e Bioelectrónica 24: 93-98.

M

♦ Machado F, Costa ACFM e Kiminami RHGA. (2002): Cinética de sinterizaçào de ZnO preparado pelo mètodo de liofilização. En: 46° Congresso Brasileiro de Cerâmica,São Paulo :1352-1362.

* Makhluf S, Dror R, Nitzan Y, Abramovich Y, Jelinek R e Gedanken A. (2005): Síntese assistida por micro-ondas de MgO nanocristalino e seu uso como bacteriocida. Em Advanced Functional Materials 15:1708-1715.

* Maijala M, Rautemaa R, Jarvensivu A, Richardson M, Salo T, e Tjaderhane L. (2007): *Candida albicans* não invade a dentina humana cariada. Oral Disease 13(3): 279-84.

* Mandel ID, Turett H, e Alvarez J (1983): Quantificação dos factores de defesa salivar em bebés humanos (resumo). Dent Res 62:217.

* Mansson-Rahemtulla B, Baldone DC, Pruitt KM, e Rahemtulla F (1987): Efeitos das variações do pH e das concentrações de hipotiocianite no metabolismo da glucose de *S. mutans*. Dental Research 66:486-491.

* Marcozzi GA (1996): procedimento rápido para a purificação da peroxidase salivar humana. Biomed Chromatog 10: 97-98.

* Marcus CN e Paul AW (2007): Journal Material Today, 10(5) : 50-549.

* Marie EN e Hoehn K. (2009): Anatomia e Fisiologia Humana. 8th ed. Benjamin Cummings.

* Masoud Negahdary, Arabi F, Imandar M , Imandar M, Noughabi M T, Akbari-dastjerdi HM e Fazilati F. (2012): Investigação do efeito antibacteriano das nanopartículas de óxido de zinco sobre a vida de Listeria monocytogenes Annals of Biological Research 3 (7):3679-3685.

* Ma Y, Marquis RE. (1997): Thermophysiology of *Streptococcus mutans* and related lactic-acid bacteria. Antonie van Leeuwenhoek 72: 91-100.

* Maynard, Andrew D, Robert J. e Aitken. (2006): "Safe handling of nanotechnology. " Nature 444(7117): 267-269.

* Mazumdar A, Chalterjee R, Adak S, Ghosh A, Mondal C. e Banerjee R. (1996): Characterization of Sheep-Lacrimal gland peroxidase and its major physiological electron donor. Biochemical Journal 314: 413-419.

* Meunier B. (2000): Biomimetic oxidations catalyzed by transition metal complexes. Imperial College Press Publications, França.

* Milne L, Fungi I, Collee J, Fraser A, Marmian B e Simmons A. (1996): Practical medical microbiology.4th ed. 13y Pearson professional limited 695754.

◆ Mitrikas G, Trapalis C, C. e Kordas G. (2001): "Tailoring the Particle Size of Sol- Gel Derived Silver Nanoparticles in SiO2", Journal of Non-Crystalline Solids 41-50.

◆ Mohsen J. e Zahra B. (2008): Nanopartículas de proteínas: Um sistema único como veículo de libertação de fármacos. Jornal Africano de Biotecnologia. 7 (25): 4926-4934.

◆ Moradi M, Eftekhari M. e Talei A. (2008): Plasma selenium concentration and glutathione peroxidase activity in breast cancer patients before and after chemotherapy. I. J. C. P. 1(3):119-121.

◆ Muller, N.C. e Nowack B. (2008): Environ Sci. Techno 42 (12): 4447-4453.

◆ Mupparapu M. (2006): New nanophosphor scintillators for solid-state digital dental imagers. Dento maxillofac Radiol 35:475-476.

◆ Mu QX, Liu W, Xing YH, Zhou HY, Li ZW, Zhang Y, Ji LH, Wang, F, Si ZK, Zhang B, Yan B. (2008): A ligação de proteínas por nanotubos de carbono de paredes múltiplas funcionalizados é governada pela química da superfície de ambas as partes e pelo diâmetro do nanotubo. Journal of Physical Chemistry C 112: 3300-3307.

◆ Murphy J, Friedman H, e Bendinelli M. (1993): Fungal Infections and Immune Responses. Nova Iorque, Plenum Press.

◆ Muzyka B. (2005): Oral Fungal Infection. Dent clinic North Am Jan; 49(1):15-29.

N

◆ Nakashima S, Yoshie M, Sano H, e Bahar A. (2009): Effect of a test dentifrice containing nano-sized calcium carbonate on remineralization of enamel lesions in vitro. Jornal Internacional de Ciência Oral 51:69-77.

◆ Nair S, Sasidharan A, Rani VVD, Menon D, Nair S, Manzoor K, e Raina S. (2008): O papel da escala de tamanho das nanopartículas e micropartículas de ZnO na toxicidade para bactérias e células cancerígenas de osteoblastos. Jornal de Ciência dos Materiais: Materiais em Medicina 20:S235-S241.

◆ Narhi TO, Tenovuo J, Ainamo A, e Vilja P (1994): Antimicrobial factors, sialic acid, and protein concentration in whole saliva of the elderly. Scand J Dental Research 102:120-125.

❖ Nel A, Xia T, Madler L, e Li N. (2006): "Toxic potential of materials at the nanolevel". Science 311(5761): 622-627.

◆ Newman MD, Stotland M, e Ellis JI,(2009): "A segurança de partículas nanométricas em protectores solares à base de dióxido de titânio e óxido de zinco." Jornal da Academia Americana de Dermatologia 61(4): 685-692.

◆ ◆◆ Nolte WA. (1982): Oral microbiology, with basic microbiology and immunology. 4th ed. The C.V. Mosby Company: 287-326.

O

◆ ◆◆ Oberdorster G, Sharp Z, Atudorei V, Elder A, Gelein R. e Kreyling, W. (2004). Translocação de partículas ultrafinas inaladas para o cérebro. Inhal Toxicology. 16:437440.

P

◆ ◆◆ Padmavathy N, e Vijayaraghavan R. (2008): Aumento da bioatividade das nanopartículas de ZnO um estudo antimicrobiano. Ciência e Tecnologia. Adv. Mater. 9:1-7

◆ ◆◆ Pan, Z. W., Dai, Z. R., e Wang Z.L. (2001): "Nanobelts of Semiconducting Oxides". Science 291(5510): 1947-1949.

◆ ◆◆ Papadogiannis DY, Lakes RS, Papadogiannis Y, Palaghias G, e Helvatjoglu- Antoinades M. (2008): O efeito da temperatura nas propriedades viscoelásticas de compósitos nano-híbridos. Dent Mater. 24:257-266.

◆ ◆◆ Park JW, Kim HK, Kim YJ, An CH, e Hanawa T. (2009): Aumento da osteocondutividade de implantes de titânio microestruturados (Xive S Cellplus) através da adição de química de cálcio à superfície: um estudo histomorfométrico no fémur de coelho. Clin Oral Implants Res. 20:684-690.

◆ ◆◆ Patil M.; Dhoom S.M.; e Sowjanya G. (2008): "Future impact of nanotechnology on medicine and dentistry" (Impacto futuro da nanotecnologia na medicina e na medicina dentária) J. Ind. Society of periodontology, 12(2) 34-40.

◆ ◆◆ Perez C., Pauli M. e Bazevque P. (1990): Um ensaio de antibióticos pelo método de difusão em poço de ágar. Ata Biologiae et Medicine Experimentalis 15, 113-115.

◆ ◆◆ Pfaller MA, e Diekema DJ. (2007): Epidemiologia da candidíase invasiva: um problema persistente de saúde pública.Clinical Microbiology Reviews. 20:133-163. [IVSL high wire].

◆ ◆◆ Fénix C. (2008): História da Nanotecnologia: Nanotechnology Press Kit - História da Nanotecnologia.

❖ Porter, A.E.; Gass, M.; Muller, K.; Skepper, J.N.; Midgley, P.A.; e Welland, M. (2007): Imagem direta de nanotubos de carbono de parede simples em células. Nat. Nanotechnol. 2, 713-717.

❖ ❖❖ Pruitt KM, e Reiter B (1985): "Bioquímica dos sistemas de peroxidase: efeitos antimicrobianos". Em Tenovuo JO, Pruitt KM. The Lactoperoxidase system: chemistry and biological significance. P. 272.

Q

❖ ❖❖ Quivey RG Jr, Kuhnert WL, e Hahn K (2000): Adaptação de estreptococos orais ao pH baixo. Avanços em Fisiologia Microbiana 42: 239-74.

R

❖ ❖❖ Raad, II, Hanna HA, Boktour M, Chaiban G, Hachem RY, Dvorak T. e (2005): Vancomycin-Resistant Enterococcus faecium: Catheter Colonization, esp Gene, and Decreased Susceptibility to Antibiotics in Biofilm. Antimicrobial Agents Chemotherapy 49(12) 5046 [IVSL high wire].

❖ ❖❖ Raffi M, Hussain F, Bhatti TM, Akhter JI, Hameed A. e Hasan MM J. (2008): Material Science and Technology 24:192-196.

❖ ❖❖ Raja M, Hannan A, e Ali K (2010): Association of oral candidal carriage with dental caries in children (Associação do transporte oral de cândida com cáries dentárias em crianças). Caries Research 44: 272-276.

❖ ❖❖ Rajendran R, Balakumar C, Hasabo AMA, Jayakumar S, Vaideki K, e Rajesh EM. (2010): Jornal Internacional de Ciência e Tecnologia de Engenharia 2(1): 202-208.

❖ ❖❖ Ravishankar Rai, V. e A. Jamuna Bai, (2011): Nanopartículas e sua potencial aplicação como antimicrobianos. In: Ciência contra os agentes patogénicos microbianos: Communicating Current Research and Technological Advances, Mendez-Vilas, A. (Ed.). Universidade de Mysore, Índia, pp: 197-209.

❖ ❖❖ Reddy KM, Feris K, Bell J, Wingett DG, Hanley C. e Punnoose A. (2007): Toxicidade selectiva de nanopartículas de óxido de zinco para sistemas procarióticos e eucarióticos. Em Applied Physics Letters. 90:213902-213903.

❖ ❖❖ Rosi NL e Mirkin CA (2005): Nanostructures in biodiagnostics. Chemical Review 105(4):1547-62.

❖ ❖❖ Rudney JD (1995): Does variability in salivary protein concentrations influence oral microbial ecology and oral health? Crticial Reviews in Oral Biology & Medicine 6:343-367.

❖ Russell R. (2003): Aspectos microbiológicos da prevenção da cárie. In: Murray J, Nunn J, Steele

J, eds. A prevenção das doenças orais. 4th ed. Oxford University Press 63-75. Oxford University Press 63-75.

❖ Russell RRB. (1994): Controlo de bactérias específicas da placa bacteriana. Avanços na Investigação Dentária 8:285-290.

❖ Ryan K. e Ray C. (2004): Sherrie's Medical Microbiology. 4th ed. McGraw Hill. 8385-8529.

S

❖ Sahoo SK, Parveen S, e Panda JJ. (2007): O presente e o futuro da nanotecnologia nos cuidados de saúde humana. Nano medicine 3: 20-31.

❖ Sakeenabi B, e Hiremath SS. (2011): Experiência de cárie dentária e *Streptococcus mutans salivar,* pontuações *de lactobacilos*, taxa de fluxo salivar e capacidade de tamponamento salivar entre crianças indianas de 6 anos de idade. Journal of Clinical and Experimental Dentistry. 3(5):e412-7.

❖ Salvolini E, Martarelli D, Di Giorgio R, Mazzanti L, Procaccini M, e Curatola G. (2000): Age related modifications in human unstimulated whole saliva: a biochemical study. Aging 12; 445-8.

❖ Samaranayake L. (2006): Microbiologia essencial para a medicina dentária. 3rd ed. Edimburgo, Churchill Livingstone, Elsevier.

❖ Samaranayake LP, Jones BM, e Swlly C. (2002): Essential Microbiology for Dentistry. 2nd edição. Edimburgo, Churchill Livingstone, p. 360.

❖ Sandstead HH. (1994): Compreender o zinco: observações e interpretações recentes. Journal of Laboratory and Clinical Medicine 124: 322-327.

❖ Sapp J, Philp, Eversole L, e Wysocki G. (2004): Patologia Oral e Maxilofacial Contemporânea. 2nd ed. Estados Unidos da América. Mosby Inc.17-20

❖ Saravana KR, e Vijayalakshmi R. Nanotechnology in dentistry. (2006): Revista indiana de investigação dentária17:62-65.

❖ Sawai J, Kojima H, Igarashi H, Hashimoto A, Shoji S, Sawaki T, Hakoda A, Kawada E, Kokugan T, e Shimizu M. (2000): Caraterísticas antibacterianas do pó de óxido de magnésio. World J Microbiol Biotechnol 16(2):187-94.

❖ Sawai J. (2003): "Avaliação quantitativa das actividades antibacterianas de pós de óxidos metálicos (ZnO, MgO e CaO) por ensaio condutimétrico." Journal of Microbiological Methods 54(2): 177-182.

* Schilling KM, e Bowen WH (1992): Glucanos sintetizados in situ na película salivar experimental funcionam como locais de ligação específicos para *Streptococcus mutans*. Infect Immun 60: 284-95.

* Schleyer TL. (2000): Nanodentistry Fact or fiction? Journal American Dental Association 131:1567-1568.

* Schrand AM, Rahman MF, Hussain SM, Schlage JJ, Smith DA. e Syed AF. (2010): Metal-based nanoparticles and their toxicity assessment. Wiley Interdisciplinary Reviews: Nanomedicina e Nanobiotecnologia. 2: 544-568.

* Scully C, Ei-Kabir M, e Samaranayake LP. (1994): *Candida* e candidose oral: uma revisão. Critical Reviews in Oral Biology and Medicine 5(2):125- 157.

* Seil JT, e Webster TJ. (2012): "Aplicações antimicrobianas da nanotecnologia: métodos e literatura. International Journal Nanomedicine. 7: 2767-81.

* Shafer WG, Hines MK. e Levy BW. (1983): A Textbook of Oral Pathology, [4th] ed Philadelphia: Saunders, EUA.

* Shang L, Wang Y, Jiang J e Dong S. (2007): Alterações conformacionais de proteínas dependentes do pH em bioconjugados de nanopartículas de ouro de albumina. Um estudo espetroscópico. Langmuir. 23: 2714-2721.

* Sharma D, Rajput J , Kaith BS, Kaur M. e Sharma S. (2010): Síntese de nanopartículas de zno e estudo das suas propriedades antibacterianas e antifúngicas. Em filmes sólidos finos. 519: 1224-1229.

* Sharma SK, Pujari PK, Sudarshan K, Dutta D, Mahapatra M, Godbole SV, Jayakumar OD. e Tyagi, A.K. (2009): Estudos de aniquilação de positrões em nanopartículas de ZnO. Solid State Commun. 149: 550-554.

* Shepherd M. (1986): A patogénese e os mecanismos de defesa do hospedeiro da candidose oral. New Zealand dental journal 82: 78-2.

* Shi LE, Liangying X, Baochao H, Hongjuan G, Xiaofeng G. e Zhenxing T. (2010): Óxidos mentais nano inorgânicos utilizados como agentes anti-microorganismos para o controlo de agentes patogénicos, em: Current Research, Technology and Education Topics in Applied Microbiology and Microbial Biotechnology 1 :361 -368.

* Shrivastava S, Bera T, Roy A, Singh G, Ramachandrarao P. e Dash D. (2007): Caracterização de efeitos antibacterianos melhorados de novas nanopartículas de prata. Nanotecnologia 18:103-112.

* Si EL, Eun MJ e Jeong HK (2001): Actividades de eliminação de radicais livres e de fortificação de enzimas antioxidantes de extractos da raiz de smilax china. Experimental & Molecular Medicine 33(4):263-268.

* Silva RF. (2001): Filmes de óxido de zinco dopado com aluminio ou euròpio: Preparaçao e caracterizaçào. Tese (Doutorado), Faculdade de Filosofia, Ciências e Letras de RibeiraoPreto.

❖ Simon-Deckers A, Loo S, Mayne-L'hermite M, Herlin-Boime N, Menguy N, Reynaud C, Gouget B, e Carrière M. (2009): Impacto toxicológico dependente do tamanho, da composição e da forma de nanopartículas de óxido de metal e nanotubos de carbono em bactérias. Environ Sci Technol, 43:8423-8429.

❖ Sobha K. Surendranath K., Meena V., Keerthi Jwala T., Swetha N. e Latha K. S. M. (2010): "Emerging trends in nanobiotechnology" Biotechnology and Molecular Biology Reviews 5(1):001-012.

❖ Sousa VC, Segadaes AM, Morelli MR. e Kiminami RHGA. (1999): Pós de ZnO sintetizados por combustão para cerâmicas de varistores. International Journal of Inorganic Materials 1 :235-241.

❖ Sozer N. e Kokini JL. (2009): Nanotecnologia e suas aplicações no sector alimentar. Tendências em biotecnologia 27:82-89.

❖ Sreeja R, Aneesh PM, Arun Aravind, Reshmi R. Reji Philip e Jayaraj MK. (2009): "Size- dependent optical nonlinearity of Au nanocrystals." Journal of the Electrochemical Society 156(10).

❖ Stephen CB. (2005): Dental Biomaterials: Where Are We and Where Are We Going? Journal Dental Education. 69:571-578.

❖ Stoimenov PK, Klinger RL, Marchin GL e Klabunde KJ. (2002): Nanopartículas de óxido de metal como agentes bactericidas. Langmuir 18:6679-6686.

❖ Suzuki S. (2004): In vitro wear of nano-composite denture teeth. Jornal de Dentisteria 13:23 8-243

T

❖ Takahashi Y, Yoshikawa A, e Sandhu A. (2007): Wide bandgap semiconductors: fundamental properties and modern photonic and electronic devices. Springer; p. 357.

❖ Tam KH, Djurisic AB, Chan CMN, Xi YY, Tse CW, Leung YH, Chan WK. e Au DWT. (2008). Antibacterial activity of ZnO nanorods prepared by a hydrothermal method. Thin Solid Films, 516(18): 6167-6174.

❖ Tang E, Cheng G, Ma X, Pang X. e Zhao Q. (2006): Modificação da superfície de nanopartículas de óxido de zinco por PMAA e sua dispersão em sistema aquoso. Applied Surface mi 252: 5227-5232.

❖ Tanzer JM. (1992): Microbiologia da cárie dentária. In: Contemporary Oral Microbiology and Immunology. Slots J, Taubman MA, eds. Mosby: St. Louis, MI pp. 377-424.

❖ Tenovuo J, Grahn E, Lehtonen O-P, Hyyppa T, Karhuvaara L, e Vilja P (1987): Antimicrobial factors in saliva: ontogeny and relation to oral health. Dental Research 66:475-479.

❖ Tenovou J, Lagerlof F. e Saliva. In: Thylstrup A, Fejerskov O. (1996): Textbook of clinical cariology. 2nd ed. Munksgaard, Copenhaga, 17-43.

❖ Tenovuo J, e Larjava H (1984): The protective effect of peroxidase and thiocyanate against hydrogen peroxide toxicity assessed by the uptake of [3H]- thymidine by human gingival fibroblasts cultured in vitro. Archives of Oral Biology 29:445-451.

❖ Tenovuo J, e Lumikari M (1991): Factores orgânicos na saliva humana em relação à cárie dentária. In: Cárie dentária. Marcadores de grupos e indivíduos de alto e baixo risco. Johnson NW, editor. Cambridge, Reino Unido: Cambridge University Press, pp. 382-399.

❖ Tenovuo J, Lumikari M, e Soukka T (1991): Lisozima salivar, lactoferrina e peroxidases: efeitos antibacterianos contra bactérias cariogénicas e potenciais aplicações clínicas em medicina dentária preventiva. Proc Finn Dent Soc 87:197-208.

❖ Tenovuo JO (1985): "O sistema peroxidase nas secreções humanas". Em Tenovuo JO, Pruitt KM. The Lactoperoxidase system: chemistry and biological significance. New York: Dekker. P. 272.

❖ Tetè S, Mastrangelo F, Traini T, Vinci R, Sammartino G, Marenzi G, e Gherlone E. (2008): Uma avaliação da macro e nanoestrutura de um novo implante dentário. Implant Dent. 17:309-320.

❖ Thaxton, Tsanka,Watson S, e Beydoun D, e Scott: J. (2009): Preparação de partículas de TiO2 cristalinas de tamanho nanométrico a baixa temperatura para fotocatálise. J

Nano Res 6:193-207.

❖ Thylstup A, e Fejerskov O. (1996): Caraterísticas clínicas e patológicas da cárie dentária In. Textbook of Clinical Cariology 2nd ed., Munksgaard. Munksgaard. Copenhaga pp: 11-158.

❖ ❖❖ Trinder P. (1966): Determinação da glucose no sangue utilizando a glucose oxidase com um aceitador de oxigénio alternativo. Am. Clinical Biochemistry. 6:24.

❖ ❖❖ Troulis MJ, Ward BB, e Zuniga JA. (2005): Tecnologias emergentes: Resultados da Cimeira de Investigação da AAOMS de 2005. Journal Oral Maxillofacial Surgary. 63:1436-1442.

❖ ❖❖ Tsuzuki T. (2009): Produção à escala comercial de nanopartículas inorgânicas International Journal of Nanotechnology. 6:567-578.

❖ ❖❖ Turkoglu M. e S. Yener (1997): "Conceção e avaliação in vivo de formulações de proteção solar contendo óxidos inorgânicos ultrafinos". International Journal of Cosmetic Science 19(4): 193-201.

U

♦ ♦♦ Umar A, Rahman MM, Kim SH. e Hahn YB. (2008): ZnO nanonails: Síntese e sua aplicação como biossensor de glucose. Journal of Nanoscience and Nanotechnology. 8:3216-3221.

V

♦ ♦♦ Vaezi MR e Sadrnezhaad SK. (2007): Síntese de nanopó de óxido de zinco através de processamento solo-químico. Materials & Design 28:515-519.

♦ ♦♦ Vanden Bossche H, Odds F, e Kerridge D. (1993): Dimorphic Fungi in Biology and Medicine. Plenum Press, Nova Iorque.

♦ ♦♦ Van Nieuw Amerongen AV e Veerman ECI. (2002): Saliva - o defensor da cavidade oral. Oral Diseases 8:12-22.

♦ ♦♦ Van Nieuw Amerongen AV, Bolscher JG, e Veerman ECI. (2004): Proteínas salivares: valor protetor e de diagnóstico em cariologia. Caries Res 38:247-53.

♦ ♦♦ Vayssieres LK, Keis A, Hagfeldt e SE. Lindquist (2001): Chemical Material. 213:395.

♦ ♦♦ Vigneshwaran N, Kumar S, Kathe AA, VaradarajanPV e Prasad V. (2006): "Functional Finishing of Cotton Fabrics Using Zinc Oxide-Soluble Starch Nanocomposites, "Nanotechnology 17 (20):5087-5095.

♦ Wan AKL, Seow WK, Walsh LJ, e bird PS. (2002): Comparação de cinco meios selectivos para o crescimento e enumeração de *Streptococcus mutans*. Australian Dental Journal 47:21-26.

♦ Wang B, Feng W, Wang M, Wang T, Gu Y, Zhu M, Ouyang H, Shi J, Zhang F, Zhao Y, Chai Z, Wang H e Wang J. (2008): Acute toxicological impact of nano- and submicro-scaled zinc oxide powder on healthy adult mice. Journal Nanoparticle Research 10(2):263-76.

♦ Wang Y, Joshi PP, Hobbs KL, Johnson MB e Schmidtke DW. (2006): Nanostructured biosensors built by layer-by-layer electrostatic assembly of enzyme-coated single walled carbon nanotubes and redox polymers, Langmuir, 22: 9776-9783.

♦ Wang J, e Gao L. (2004): Síntese hidrotérmica e propriedades de fotoluminescência de nanofios de ZnO. Solid State Communications. 132:269-271.

♦ Watson S, Beydoun D, e Scott J. (2004): Preparação de partículas cristalinas de TiO2 de tamanho nanométrico a baixa temperatura para fotocatálise.Journal of Nano Research 6:193-207.

♦ Webb B, Thomas C, Wilkox M, Harty D, and Knox K.(1998) : Candida associated denture stomatitis, Aetiology and management, A review, part 2 oral disease caused by Candida species. Australian Dental Journal 43 (3):160 - 66.

♦ Weber J, Jeedigunta S e Kumar A. (2008): Fabrication and Characterization of ZnO Nanowire

Arrays with an Investigation into Electrochemical Sensing Capabilities. Journal of Nanomaterials, Artigo ID 638523, 5 páginas.

❖ Wei A, Sun XW, Wang JX, Lei Y, Cai XP, Li CM, Dong ZL e Huang W. (2006): Biossensor enzimático de glicose baseado em matriz de nanobastões de ZnO cultivados por decomposição hidrotérmica. Applied Physics Letters, 89, 123902.

❖ Whelton H. (1996): Introdução: a anatomia e a fisiologia das glândulas salivares. In: Saliva e saúde oral. Edgar WM, O'Mullane DM, eds. 2nd ed. British Dental Journal: Londres, pp. 1-8.

❖ Willim F, e Vincent D. (2005): Uma visão geral do género Streptococci. J Periodental 12(3): 13-22.

❖ Xiong A. e Jayaswal RK (1998): "Molecular Characterization of a Chromosomal Determinant Conferring Resistance to Zinc and Cobalt Ions in *Staphylococcus aureus*" [Caracterização molecular de um determinante cromossómico que confere resistência aos iões de zinco e cobalto em *Staphylococcus aureus*]. Journal Bacteriol. 180(16): 4024-4029.

❖ Xiong MG, Gu B, You e Wu LM. (2003): "Preparação e caraterização de látex de poli (estireno butilacrilato)/nanocompósitos de ZnO". Journal of Applied Polymer Science 90(7): 1923-1931.

Y

❖ Yamada H, Suzuki K e Koizumi S. (2007): Gene Expression Profile in Human Cells Exposed to Zinc. In Journal of Toxicological Sciences, 32: 193-196.

❖ Yamamoto O, Shimura T, Sawai J, Kojima H, e Sasamoto T. (2000): Effect of CaO doping on antibacterial activity of ZnO powders. Journal of the Ceramic Society of Japan 108(2):156-60.

❖ Ya-Nan Chang, Mingyi Zhang, Lin Xia, Jun Zhang e Gengmei Xing. (2012): Os efeitos tóxicos e os mecanismos das nanopartículas de CuO e ZnO. Materiais 5:2850-2871.

❖ Yang H, Liu C, Yang D, Zhang H e Xi Z. (2009): Comparative study of cytotoxicity, oxidative stress and genotoxicity induced by four typical nanomaterials: the rold of particle size, shape and composition. Jornal de Toxicologia Aplicada. 29: 69-78.

❖ Yih OL, Kim JJ, Moon HJ, Lim BS, Lee YK, Rhee SJ, e Yang HC. (2006): O efeito de Nano filler na opacidade de compósitos experimentais. J Biomed Mater Res B Appl Biomater 80:332-8.

Z

❖ Zakaria ZA, Matpesa A, Ramasamy K, Ahmat N, Mohamad AS, Jsraf DA e Sulaiman MR. (2010): Ausência de actividades antimicrobianas dos extractos e fracções de Dicranopteris linearis. Jornal Africano de Investigação Microbiológica 4(1):071-075.

- Zang JF, Li CM, Cui XQ, Wang JX, Sun XW, Dong H. e Sun CQ (2007): Adaptação de nanofios de óxido de zinco para sensor amperométrico de glicose de alto desempenho. Electroanalysis 19: 1008-1014.

- Zhang H, e Chen G. (2009): Environmental Science and Technology 143(8): 2905-10.

- Zhang L, Jiang Y, Ding Y, Povey M e York D. (2007): "Investigation into the antibacterial behaviour of suspensions of ZnO nanoparticles (ZnO nanofluids)." Journal of Nanoparticle Research 9(3): 479-489.

- Zhang XX, He. Wang K, Wang Y, Li H e Tan W. (2009): "Biossíntese de nanopartículas de ouro de tamanho controlado utilizando o fungo Penicillium sp." Journal of Nanoscience and Nanotechnology 9(10): 5738-5744.

More
Books!

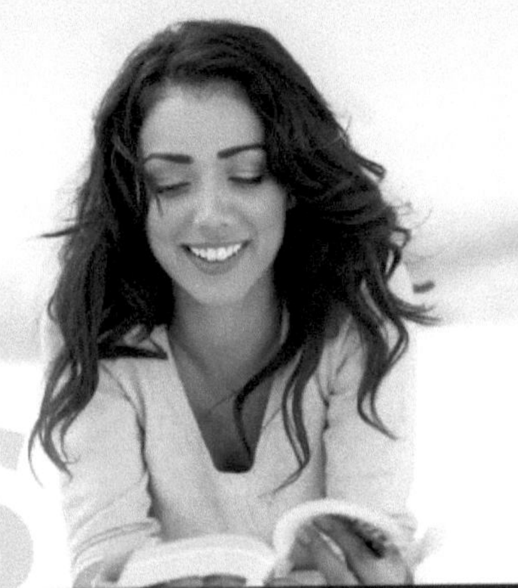

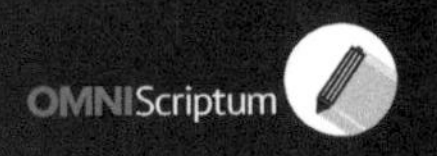

info@omniscriptum.com
www.omniscriptum.com
OMNIScriptum

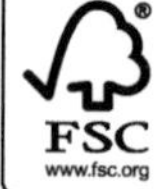

Printed by Books on Demand GmbH, Norderstedt / Germany